读名家

医案

悟临床思维

姬领会◎编著

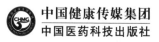

中国健康传媒集团

中国医药科技出版社

内 容 提 要

本书首先介绍中医是如何看病的,其后通过剖析学院派的张伯臾医案、民间派的张锡纯医案和两派兼具的绿芸堂医案,让读者在领略名医大家治病风采的同时也能看到现在的青年中医治病用药的思维方式。有别于一般的医案记述格式是本书的特点:本书的病案分析是紧随中医的看病思维,从诊断开始,句句剖析,让大家明白中医如何诊断疾病;处方分析,使大家知道中药如何配伍应用;分析用药之妙,给大家展现中医治病的谋略。总之,让读者明白中医治病之理、法、方、药的具体运用是本书的看点。全书内容丰富,将医论、医案相结合,具有紧贴临床、真实客观、通俗易懂的特点,可供中医初学者、中医爱好者阅读参考。

图书在版编目(CIP)数据

读名家医案悟临床思维 / 姬领会编著 . —北京:中国医药科技出版社,2023.9

ISBN 978-7-5214-4025-6

Ⅰ. ①读… Ⅱ. ①姬… Ⅲ. ①医案—汇编—中国 Ⅳ. ①R249.1

中国国家版本馆 CIP 数据核字(2023)第 120412 号

美术编辑 陈君杞
版式设计 南博文化

出版 **中国健康传媒集团** | 中国医药科技出版社
地址 北京市海淀区文慧园北路甲 22 号
邮编 100082
电话 发行:010-62227427 邮购:010-62236938
网址 www.cmstp.com
规格 710×1000mm ¹/₁₆
印张 9 ³/₄
字数 178 千字
版次 2023 年 9 月第 1 版
印次 2023 年 9 月第 1 次印刷
印刷 三河市万龙印装有限公司
经销 全国各地新华书店
书号 ISBN 978-7-5214-4025-6
定价 **39.00 元**

获取新书信息、投稿、为图书纠错,请扫码联系我们。

我国的医案出现得很早，其萌芽可追溯到周代。据《周礼》记载，当时的医生们已有关于疾病名称及治疗结果的记载。

春秋末期的扁鹊"名闻天下"，他流传下来对后世影响最大的也是医案。张仲景曾言："余每览越人入虢之诊，望齐侯之色，未尝不慨然叹其才秀也！"可见医圣也爱看医案。扁鹊所著《扁鹊内经》《扁鹊外经》，虽然在《汉书·艺文志》中记载有书名，并与《黄帝内经》《黄帝外经》一起被称为"医经七家"，但是这些理论著作除《黄帝内经》外现均已失传。流传下来秦汉医学的大部分内容，都是行医故事，也就是医案。

西汉初年名医仓公淳于意，治病效果很好，人们都称他为神医。汉文帝时，有人上书告发淳于意，淳于意按律被判为肉刑，押解到长安。其女缇萦毅然跟随父亲去了长安，并向汉文帝上书，请求舍身入官府为婢来赎父亲的罪过，汉文帝感其孝诚，便下诏免除了淳于意的刑罪，还废除了肉刑。后来，缇萦救父的故事，成为历史上的一段佳话。从此淳于意专事于一心一意为民行医、救死扶伤的崇高职业。他的25个医案被记载在《史记》当中，称为"诊籍"，为后世留下了十分宝贵的早期疾病诊疗资料。

其实，先秦诸子的著作，也大多是故事，他们借故事说道理。一时间，连横合纵的游说之士，名显于诸侯，权倾于当世，被历代传为美谈。章学诚先生说："古人未尝离事而言理，六经皆史也。"历史是非常鲜活的，必然有很多人物、很多故事。这些流传于先秦的故事，就是当今工商管理硕士（MBA）推崇的"案例教学法"，可见它是非常先进的教学方法。

中医治病的历史，也是一个非常鲜活丰满的历史过程，但是流传下来的医学著作，都进行了某种程度的浓缩，成了牛肉干、压缩饼干那样的精华。

吃牛肉干需要好牙齿，没有条件的不能轻尝。研究古人医案，还原鲜活的

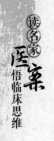

医疗过程，需要深厚的医学素养，也需要循循善诱的解释能力。如此，我们才能走进历史，走近名医大家，把他们的经验传承下去。

国医大师朱良春先生说："所谓'经验'，就是经过自己验证了的东西，可以继承自前人，也可以积累于自己。"传承先贤经验，发展中医学术，是当代中医人的历史责任。

姬领会同道有感于此，就从近现代名医张锡纯先生、张伯臾先生的医案之中选取有典型意义的一部分，并选择了自己的一部分典型案例，进行解析阐发，结合自己的临床经验、杂志报道、文献记载，纵横古今，旁搜博采，写成了一本教案式的著作。本书所选病例，治疗经过具体而详细，阐发、解读时见新意，以求尽可能地还原案例现场的理法方药思路，是一部雅俗共赏的好作品。读者通过读医案来学中医，可以了解中医是怎么处方用药的。当然，自古以来"有论必争"，不同的观点自然会引起大家的议论，这也许正是发展中医学术必不可少的过程。

完美是一种理想，也是很多人的追求。我相信，假如书中有一些不足之处，也会经过大家的批评指正，得以纠正和补充，这对于姬领会本人，以及中医药事业的发展，都是非常必要的。

百花齐放，百家争鸣，这是繁荣民族文化的大方针。

我希望这本著作的出版，为中医药文化的普及，为中医学术的振兴，增添一朵鲜艳的花朵。

曹东义

2023年3月

于石家庄求石得玉室

前言

医案，是中医临床的实践记录。通过读医案，我们能知道作为中医临床医生需要掌握的中医知识有哪些，知道什么是辨证论治、什么是"有方有药"、什么才是真正的用药之妙、什么是圆机活法。

好多人都感觉中医很神秘，特别想知道中医是怎么看病的，通过读医案，我们就能明白这些。首先，中医医生在看病之前，就掌握了中医的有关知识。中医的对象是人，中医的目的是防治疾病，所以，这个"有关知识"就是对人的了解，比如精气血津液在人体中的作用、脏腑有什么功能、经络系统是怎么构成的，等等；对病的了解，比如病因有哪些、病位在什么地方、病态的虚实、病性的寒热、表象所包含的症状和体征等；在防治疾病的工具和技巧掌握方面，临床经验丰富的中医医生，不但熟知单味药的性味功用，还知道阴阳结合、气血结合、动静结合、补泻结合的配伍技巧。

其次，中医医生在看病之前，就已经有了中医思维，通过望、闻、问、切，四诊合参，能够清楚了解患者的症状和体征、发病原因、发病部位，以及病性是寒是热还是寒热夹杂、病态是虚是实还是虚实夹杂等问题。然后，善用针者，以针刺之；善用灸者，以艾灸之；善用火罐者，以罐拔之；善用药者，以药调之。

治疗血虚病证，有人是直接补血，有人则是补气以生血。治疗津液虚少的病证，有人是直接滋补，有人则是补血以生津。治疗头面部有热的病证，有人是直接清热，有人则是"釜底抽薪"。不同的中医医生采取不同的治病谋略。什么情况下该用什么样的谋略？医案会告诉我们！

具体用药治疗时，关于组方之法，有人是用前人的经验方加减，有人则是临证组方。什么情况下选用经方？什么情况下需临证组方？医案会告诉我们！

经方加减者，好的中医医生是"有药有方"，也就是说中医医生开出的中药处方，既符合辨证立法的要求，又有前人有效方剂的借鉴，根据理、法的要

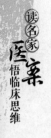

求组成了方剂，选用了恰当的药物，且药与药之间有着有机的联系。怎样才能做到有方有药？医案会告诉我们！

临时对证组方者，有人是按照君臣佐使的传统处方格式来组方，有人则是按照秦伯未所说的"（病因＋病位）＋症状"的处方格式来组方。到底哪种处方格式更好？医案会告诉我们！

巧妇难为无米之炊，有了组方之法，然后，选用组方之药。有人学韩信，"多多益善"；有人学孙膑，"兵不在于多而在于精"。什么情况下应学韩信？什么情况下应学孙膑？医案会告诉我们！

读医案，我们可以学习前人是怎样运用理、法、方、药的：怎样用推理之法来诊断病证；对于诊断结果，怎样用"治病如打仗"的谋略来给出治病之法；有法之后，怎样选合适之方或组成有效之方；选方之后，怎样根据具体情况灵活加减等。

读医案，我们可以学习前人的经验和教训。熟读王叔和，不如临证多。一个人的时间和精力毕竟有限，但读前人之医案，犹如亲临其境而治病，更能积累自己的经验。

由于中医医案具有综合性，是中医基础理论、中医诊断学、方剂学、中药学、中医临床学、中医思维方法等具体知识的综合运用，故而，读医案能很好地学习中医。

现在的中医分为学院派和民间派，故而，本书选用的医案就含及"学院派"的张伯臾医案和"民间派"的张锡纯医案。不揣浅陋，"两派"兼有的我也把自己的一些门诊病案录在此书，意在让更多的人了解现在的青年中医是怎么看病的。

有别于一般的医案记述格式是本书的特点：本书的病案分析是紧随中医的看病思维，从诊断开始，深入剖析，让大家明白中医是怎么诊断疾病的；处方分析，使大家知道中药是如何配用的；分析用药之妙，给大家展现中医治病的谋略。

因知识水平所限，对张伯臾和张锡纯两位中医大家的病案分析中若有不当之处，敬请同道贤达不吝赐教，以利后学进步。

姬领会

2023年3月

于周村绿芸堂中医医院

目录

中医是怎么看病的

张伯臾医案

张锡纯医案

绿芸堂医案

中医是怎么看病的

认识疾病

中医大家程门雪先生说过："一个中医临床医生，没有扎实的理论基础，就会缺乏指导临床实践的有力武器。假如没有各家医案作借鉴，那么就会发现浅见寡识的自我，稍微遇到困难，就会面临束手无策的境地。"所以，作为一个好的中医医生，就必须具备能指导中医临床的理论知识。

中医是防治人体疾病的一门医学，故而，对人体疾病的了解是必需的，而要了解疾病，就必须要知道什么是病因、病位、病态、病性、表象。

严格说来，对疾病的了解还需注意病势，也就是疾病的严重程度。不过，当了解了病因、病位、病态、病性和表象之后，也就明白了病势。故而，在这里就不把病势单列开谈了。

一、病因

病因，就是发病原因。关于病因，《金匮要略》里提到"千般疢难，不越三条"，宋代陈无择根据这个而提出了"三因学说"，即外因、内因和不内外因。

外因，是外感六淫，即风、寒、暑、湿、燥、火六种外感病邪；内因是情志所伤；不内外因是饮食劳倦、跌仆外伤、虫兽所伤等。疾病发生的直接原因有气候因素、精神因素和生活因素三种。

（一）气候因素

古人将自然界的气候归纳为六种，即风、寒、暑、湿、燥、火，常将它称为六气。这六种气候的正常变化，在人的适应能力下，一般不会致病，但气候如果出现异常变化，如冬天过于寒冷、夏天过于炎热，或冬天不冷反而很热、夏天不热反而很凉等，人体适应不了的时候，就会致病。当六气变成致病因素的时候，便是六淫。还有一种情况，就是气候的变化虽然正常，但有些人的适应力低下，

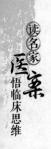

同样也能引发疾病，如夏天的中暑、春天的伤风、冬天的受寒等，也属于六淫致病。

六淫致病，季节性很强，一方面是由于自然界气候的异常变化影响人体，一方面是人体的适应能力低下而发生疾病，这就是中医对六淫致病的基本看法。如果这种疾病在人群中广泛流行，我们称之为"疠气""瘟疫""时行"，比如流行性感冒便称为"时行感冒"。六淫引起的疾病，虽然季节性比较强，如夏天多暑病、冬天多寒病，但是由于自然界气候变化的复杂性和人体个体的差异性，在同一个季节里，可以感受不同的外邪，发生不同的疾病。当我们掌握了六淫致病的特点后，就不难认识它们，现在再来具体说说各自的特点。取象比类是中医的思维，我们随时都要落实到实践中去，根据六气的特点来判断出六淫的特点。

1.风邪　自然界的风来去比较快，流动性强，时有时无，能使树木摇动，尤其是树梢摇动最为显著，且起风之后会夹带其他的东西如沙土等一起动。所以，六淫中风邪的表现就是人在生病时所出现的类似于自然界"风"所致现象的一系列证候。发病急，变化快，一会儿在这个地方，一会儿又在另一个地方，具有游走性，这就是"风善行而数变"；人体有像树木摇动一样的证候，如抽搐、震颤、摇头、瘙痒、怕风等。从阴阳属性上来说，风属阳，根据同气相求的原则，风邪容易侵袭人体属阳的部位，如头面部、皮肤和阳经等，这一点在《黄帝内经》中也明确提到，如"伤于风者，上先受之""故犯贼风虚邪者，阳受之"等。"风为百病之长"，容易结合其他病邪而使人生病，如风湿、风热、风寒等。这里还要补充一点，就是人体病邪中的风有外风和内风之别。外风就是上述六淫中的风邪，而内风是由体内病因导致的，如肝阳上亢可以化风，出现眩晕、震颤甚至惊厥等；热极可以生风，出现高热、昏迷、颈项强直、手足抽搐等。

外风是外来之邪，属于中医的表证，而内风属于中医的里证。对于表里的鉴别，一方面是问患者的发病原因，另一方面是看脉，以脉的浮沉分表里，也就是说浮脉的风证为外风所致，沉脉的风证为内风所致。在治疗上，外风需要宣散，内风需要平息。这就是外风、内风的不同点。

（1）风寒：风邪和寒邪结合，共同侵犯人体；症见怕冷重，发热轻，头痛，无汗或有汗，鼻塞流涕，咳嗽，咳吐白痰，舌苔薄白，脉浮紧；治疗的方法是疏风散寒，辛温解表；常用的药物有葱白、细辛、麻黄、紫苏叶、荆芥、防风、桂枝等。

（2）风热：风邪与热邪结合，共同侵犯人体；症见发热重，微怕冷，头痛，头胀，目赤，咽喉肿痛，口渴，鼻流黄涕，咳吐黄痰，小便色黄量少，舌苔薄黄，脉浮数；治疗的方法是疏风散热，辛凉解表；常用的药物有金银花、连翘、薄荷、菊花、芦根、桑叶、牛蒡子等。

（3）风湿：风邪和湿邪结合，共同侵犯人体；症见头痛而重，全身困倦，关节酸痛，走窜不定，出汗，怕风，舌苔白腻，脉缓；治疗的方法是疏风化湿；常用的药物有防风、防己、羌活、独活、秦艽、威灵仙、木瓜、苍术、薏苡仁、桑枝、五加皮、地龙等。

2. 寒邪 同样，我们用自然界中"寒"的寒冷、冰冻、凝结等现象来看人体中的病证特点。全身或局部有寒冷的情况，如怕冷、喜热、四肢不温、小便清长、痰色发白等，就是受寒了。不过，外寒致病，可分为两种，一种是伤于皮肤的"伤寒"，如受寒的感冒等；一种是直中于里的"中寒"，如手足厥冷等。不管是伤寒还是中寒，都有以下几个特点。

从阴阳属性来说，寒属阴，一是容易侵袭人体属阴的部位，如腿脚和腹部等，平时最常见的就是受凉后腹痛；二是寒性病证出现。

（1）寒性凝滞：凝滞是凝结、阻滞不通的意思，如受寒会导致血的流动受阻，即"寒则血涩"等。

（2）寒性收引：收引，就是收缩牵引。热胀冷缩，自然之理，受寒之后，会导致筋肉收缩而挛急，如晚上腿部受寒，则会出现"抽筋"的感觉等。

寒，也有内外之分，如冻伤、着凉、喝冷水等导致的病证是"外寒"所致；由于人体阳气衰退，"阳虚则寒"，出现的病证是"内寒"所致。在治疗上，外寒更多的是温散，内寒更多的是温补。这里要注意的一点是，外来的寒邪可在一定条件下进行转化，如由寒化热等。风寒感冒，怕冷的感觉消失以后，出现的咽干、口渴、痰黄稠就是寒邪化热的表现。

3. 暑邪 暑为夏季所主之气，具有很强的季节性。暑邪致病，主要发生在夏至以后、立秋以前，它具有以下几个特点。

从阴阳属性上来说，暑为阳。从人体部位来说，头为诸阳之会，暑邪更容易侵犯头部，所以，很多人中暑以后，就会出现头晕，甚至昏倒等；也容易侵犯皮肤，导致腠理打开，从而出现大量的出汗等。从病性来说，暑邪可导致阳性病证，可出现壮热、面赤、脉洪大等症状。暑邪伤人，轻度为伤暑，重者为中暑，兼湿者为暑湿。

伤暑之后，会出现头痛、烦躁、口渴、自汗、呕吐、腹泻、四肢疲倦无力、

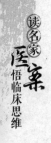

小便短赤、脉浮滑而数等症；治法是清解暑热；常用药物有藿香、佩兰、扁豆、香薷、竹叶、荷叶、滑石、甘草等。当然，多喝绿豆汤也很不错。

中暑之后，会出现突然昏倒、高热、呕吐、恶心、面色苍白或昏迷不醒、四肢抽搐、牙关紧闭、脉细数等症；治法为清心解暑，息风解痉；常用药物为麦冬、玄参、竹叶、钩藤、菖蒲、紫雪丹等，可针刺人中、百会、十宣、合谷等急救穴，清醒后再用药，如知母、石膏、山药、甘草等。

暑湿，是暑邪与湿邪共同侵犯人体；常出现胸口胀闷、呕吐、腹痛或赤白痢疾、舌苔白滑、脉濡等症；治法为芳香化湿解暑；常用药物有藿香、佩兰、厚朴、苍术、半夏、薏苡仁、茯苓、猪苓、车前子等。

4. 湿邪 湿为长夏所主之气。长夏，就是夏秋之交的这段时间。在这段时间里，气候潮湿，所以，人体稍不注意就会被湿邪侵犯，如经常坐卧湿地、住处潮湿、水中工作、汗出沾衣等。湿邪致病，有以下几个特点。

从阴阳属性上来说，湿属阴，所以，很容易侵犯人体属阴部位，如腿、脚等，这一点在《黄帝内经》中也谈到，如"伤于湿者，下先受之"。

（1）湿性重浊：重，是沉重的意思，所以，只要见到患者有沉重之感，最直接的诊断就是有湿邪存在，如身体沉重、四肢困倦、头重如裹、腿脚发沉拖不动等。

（2）湿性黏滞：黏，是黏腻；滞，是停滞。湿邪的黏滞主要表现在两方面：一是湿邪导致的黏滞症状，如排出物滞涩不畅；二是湿邪致病之后，病久不愈，反复发作。全身或局部水湿瘀积，如水肿、湿疹、疮疡流水等都属于湿邪致病。

由于"脾恶湿"，故而，湿邪容易侵犯脾胃，出现食欲不振、腹胀、大便稀、舌苔厚腻等症状。湿邪也有外、内之别，外湿指的是外感湿邪，内湿是由脾虚运化失常所致。但不论内湿还是外湿，治疗上一般都用芳香化湿、清热燥湿和利湿之法，稍微不同的是，对于内湿为主的病证，一定要注重健脾。

单纯性的湿邪致病，临床上很少见，更多的时候是和其他的病邪夹杂，如与热邪、寒邪、风邪、暑邪等夹杂，则要同时治疗，如清化湿热、温化寒湿、祛风燥湿、清暑利湿等。

寒湿，多因风、寒、湿三邪结合，共同侵犯人体；常表现为全身疼痛、四肢关节为重，变天阴冷时加重，腰脊酸痛，沉重无力，大便稀或四肢浮肿，舌苔白腻，脉濡迟；治法是温阳化湿；常用药物有桂枝、麻黄、秦艽、苍术、附子、独活、防己等。

湿热，是湿邪和热邪结合，共同侵犯人体；常表现为低热，心烦，口渴，四肢关节红肿热痛，胸闷，黄疸，小便黄赤，舌苔黄腻，脉濡数；治法是清热利湿；常用药物有苍术、生石膏、知母、栀子、茵陈、茯苓、白茅根、滑石、薏苡仁等。

内湿常表现为胸闷痞满，腹泻便溏，肢软无力，身体沉重，舌苔白腻，脉濡缓；治法为健脾利湿；常用药物有党参、黄芪、山药、白术、茯苓、猪苓、苍术、桂枝等。

5. 燥邪 燥为秋季所主之气，秋凉干燥而得。燥邪致病有以下两个特点。

（1）燥邪干涩，易伤津液：燥邪伤人之后，临床表现为干燥，津液不足，可出现咽干口渴、皮肤干涩等症状，这一点在《黄帝内经》中也谈到，如"燥胜则干"。

（2）燥易伤肺：肺喜润而恶燥，燥邪伤人，干涩伤津，所以，肺自然会受到伤害。治法为养阴润燥；常用的药物有沙参、石斛、麦冬、天冬、玉竹、生地黄、天花粉、知母等。

6. 火邪 火、热同义，只有量的区别，热之过为火，火不及为热。火邪致病，有以下几个特点。

从阴阳的归属来说，火热属阳，所以，容易侵犯人体属阳的部位，如头部等。我们常见的目赤面红等就是火热之邪所致。

（1）火易耗气伤津：热胀冷缩，火热之邪侵犯人体，"热胀"之后，腠理打开，汗液自然外泄的同时，更能泄气，所以，火邪容易伤津耗气。

（2）火易生风动血：空气流动形成风，人体之中，气的运动增强也会出现风，火热之邪侵犯人体，气的运动增强，超过正常的承受能力，就会出现"风"；血的运动加快，超出了脉的固摄之力，则"迫血妄行"而导致各种出血证。

实火，是直接感受火热病邪，灼津伤血；症见高热，不出汗，烦躁，口渴，大便干燥，小便黄红，口唇干燥，神昏谵语，抽搐，角弓反张，舌苔红绛起刺等；治法为清热泻火；常用药物有生石膏、黄芩、生地黄、栀子等。

虚火，是体内阴血不足所致；症见口干舌红，潮热，盗汗，午后颧红，耳鸣健忘，手足心热，舌红绛少苔，舌光起刺无苔，脉细数等；治法是滋阴泻火；常用药物有青蒿、鳖甲、龟甲、玄参、黄柏、知母、牡丹皮、地骨皮、生地黄等。

郁火，是体内实邪堵塞，气运不畅所致；治疗时必须去实邪、通气血，少佐以连翘、柴胡、薄荷等药即可。

我们常听一些患者说"医生，我的寒气怎么就这么重，这么长时间还没有去

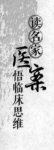

掉""医生，我的火怎么就这么大，用了这多药还没有泄掉"之类的话，这是怎么回事？

中医上讲的这六淫是致病因素。而寒气重，其实真正的意思是寒对患者造成的伤害，所以，中医上的祛寒气，实际上是用药物来修复"寒"对患者造成的伤害，只要这种伤害没有修复好，医生就会说患者的"寒气"还没有去掉。比如类风湿关节炎的"寒"，只有修复好"寒"对人体的伤害，"寒气"才会消除，病才能好。准确地说，气候因素里面还有一种病因——疠气，即一类具有强烈传染性的病邪。它具有发病急、病情较重、症状相似、传染性强、易于流行等特点，临床上一定要多注意。

（二）生活因素

饮食、劳作、休息是生活三要素，一旦这三者失常，则是疾病发作的直接原因，如饥饱失常、饮食不节和饮食偏嗜等都可导致人体不适；劳作当中的外伤、虫兽伤更是发病的直接原因；该休息而不得休息时的过度劳力、过度劳神，不该休息而休息的过度安逸等都可导致疾病的出现。

（三）精神因素

精神因素一般是指七情内伤。七情，指的是喜、怒、忧、思、悲、恐、惊七种情志变化，正常情况下，一般不会使人发病，如果是突然、强烈、长久的情志刺激，则可致病。由于七情由五脏主管，故而，七情致病，首先会伤及五脏，如怒伤肝、喜伤心、思伤脾、忧悲伤肺、惊恐伤肾等。其次，七情致病，可导致气机逆乱，如《黄帝内经》中谈到的"怒则气上""喜则气缓""悲则气消""恐则气下""惊则气乱""思则气结"等。

正是由于异常情志会对人体造成伤害，故而，我们平素要调情志，对生病的人来说，调畅情志更为重要。由于阴阳的正常平衡与否是判断人体有无疾病的唯一标准，所以，阴阳的失常失衡就是人体疾病发作的最根本原因。

人生活在自然界中，与自然界有着相当密切的关系。有些自然因素是人体生命活动的必需条件，可有些自然因素却能在一定的条件下侵害人体而致病，这些能让人体生病的自然因素，中医上称为"邪"或"邪气"；人体对这些能致病的自然因素有一定的抵御能力，这种抵御能力称为"正"或"正气"。

"邪不压正"，在正常情况下，邪气被正气压制，所以不致病，正如《黄帝内经》中所言"正气存内，邪不可干"。一旦"正不压邪"，就出现"邪之所凑，其气必虚"的情况，这时，人体的阴阳正常平衡被破坏，便出现病态。人体内的病理变化才是发病的根本原因。

如上文所述，阴阳的不正常、不平衡即为最根本的原因。临床上的对"本"治疗，更多的时候就是针对引起阴阳不正常、不平衡的原因来做治疗，比如血瘀、气滞、结石、气血不足，以及寒热等。

二、病位

病位，是疾病发生的位置。中医学中的病位，包括结构定位和功能定位两种情况。

1.结构定位　人体结构有上下、表里，以及骨、脉、筋、肉、皮的不同，故而，疾病的发生部位也可以根据这些来定位。

由于上、表属阳，故而，上部和表部的疾病更多的是阳邪致病，如外感的风、暑、火、燥等病邪和体内属阳证的虚证、热证，更容易侵袭人体上部、表部等属阳的部位。同样，下、里属阴，所以，下部、里面的疾病更多的是阴邪致病，如外感的寒、湿等属阴病邪和体内属阴的实证、寒证，更容易侵袭人体下部、里面等属阴的部位。由于阴阳具有无限可分性，阴中有阳，阳中有阴，所以，结构定位诊病一定不能绝对化。五脏主五体，骨、脉、筋、肉、皮的病变直接找五脏即可。

2.功能定位　根据不同的辨证方式而作不同的定位，如经络定位、卫气营血定位、三焦定位、气血津液定位、脏腑定位等。

三、病态

病态，是疾病的状态，有虚、实两种。

1.虚性病态　就是我们常说的虚证。虚就是正虚，即正不足。临床上有四种。

（1）气虚证：脏腑功能活动减退所表现出的证候，以少气懒言、神疲乏力、舌淡脉虚为诊断要点。气虚之极，则会出现气陷。

（2）血虚证：血液亏虚，不能濡养脏腑、经络、组织器官而表现出虚弱的证候，以颜面、唇、舌、爪、甲色淡无华，脉细为诊断要点。

（3）阴虚证：阴精亏虚，导致阴不制阳而形成的一类证候，以润养不足、虚热内生为特点。

（4）阳虚证：阳气亏虚，导致阳不制阴所出现的一类证候，以温煦不足，虚

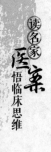

寒内盛为特点。

2.实性病态 实就是邪实。中医上的实证主要有四种。

（1）气滞证：由于气机郁结不畅而出现的一类病证称为气滞证，气滞之甚可出现气逆。

（2）血瘀证：血流不畅、郁阻停滞而出现的一类病证称为血瘀证。

（3）痰湿水饮证：是指津液出现凝滞、布散不利而出现的一类病证。

（4）积滞证：是指由于积食、肠滞、虫积、结石等的阻滞而出现的一类病证。

气是人体中唯一具有自主运动性的物质，所以，气滞之后，会出现血瘀和痰湿水饮，也会出现积滞；而血瘀、痰湿水饮和积滞，会导致气机不畅，出现气滞。不过，在临床上看以谁为主，则称为这个"谁"之证。有虚证，就很有可能会出现实证，如气虚之后，会出现血瘀痰凝等。有实证，必然有虚证，如痰湿水饮停滞之后，可出现局部津液不足；血瘀之后可出现血虚；积食之后，人体的营养物质吸收受阻亦可出现血虚、阴虚，等等。

四、病性

病性，是疾病的性质，有寒、热两种。

陈潮祖先生在《中医治法与方剂》里谈到过，脏腑功能衰退时所出现的一类证象称为寒证；脏腑功能亢进时所出现的一类证象称为热证。由此可知，并不是人体出现怕冷、恶寒或畏寒之证就是寒证；并不是人体出现怕热、发热、高热之证就是热证。更多的时候，在临床上诊断出的寒证并没有怕冷，热证也并没有发热，比如：湿滞经脉，身体困重，就可以直接诊断为寒证，这是由脾功能下降所导致的病证；由于肝的疏泄太过而导致头晕、目眩等症则辨为热证；胃体不能受盛食物而出现纳少、恶心、食后欲吐等症则辨为寒证；由于胃的功能亢进导致受盛过量而出现多食、多饮、易饥等症则辨为热证。只要我们明白脏腑功能，对于寒热病性的辨证应该不难，按照寒热之证的定义往里套即可。

1.诊断寒证 一般情况下，从冷、白、稀、润、静五个方面来诊断。

（1）冷：指恶寒，畏寒，喜温喜暖，四肢逆冷，腰、背、腹、腿等部位冷痛等。

（2）白：指面色㿠白，舌质淡，苔白，痰白，小便清长色白。

（3）稀：指分泌物、排泄物清稀，如痰、涎、涕、唾、脓液、带下、大便清稀等。

（4）润：指舌苔润滑，口不渴，咽喉、鼻不燥。

（5）静：指屈身蜷卧，喜静少动，懒言少语，表情淡漠，脉迟等。

2.诊断热证　一般从热、黄（赤）、动、燥、稠五个方面来诊断。

（1）热：指发热，包括潮热、壮热、低热、烦热、五心热等各种热型。

（2）黄（赤）：指面色或机体其他病变部位的颜色以及分泌物、排泄物等的颜色发黄或发赤。

（3）动：指烦躁不宁，善言好动，表情丰富，脉数等。

（4）燥：指口干咽燥欲饮水，鼻腔干燥，舌干苔燥无津，大便秘结不通等。

（5）稠：指分泌物、排泄物的质地黏稠等。

需要注意的是，更多时候，不能只见到一个症状就诊断为寒或热，比如上述的发热，不能看到患者有手脚心发热就诊断为热证，一定要结合其他的症状，四诊合参来诊断。

五、表象

表象，是疾病表现出的症状和体征。

症状，是患者表现出的不适，如胀、痛、麻、酸、困、闷等；而体征，则是医生检查发现或者患者告知的具有诊断意义的征象，比如医生检查右上腹可触及硬物、患者告知手腕部位的"疙瘩"等。

明白中医的治病原理

中医来源于生活，是人们在生活当中与疾病做斗争而积累的防治知识，所以，生活之理就是中医之理。生活中有这么一句话："能忍则忍，忍无可忍就无须再忍。"这句话从一定角度反映了中医的治病原理。

一、能忍则忍

忍，就是适应，适应内环境，适应外环境，适应这种能引起身体不适的病因存在。当我们适应这种病因后，身体就不会出现痛苦的症状，就像达尔文在"进化论"里谈到的"适者生存"。下面，我举2个例子。

提起骨质增生，很多老百姓都知道，100个老年人做检查，至少90个都患有

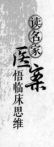

不同程度的骨质增生。可为什么有的人出现痛苦的症状，而有的人却无不适呢？这就是适应。只有适应了骨质增生的存在，人体才不会发病而出现痛苦的症状。如果适应不了，那么痛苦则在所难免。这属于内适应。

再如，一群北方人到南方去工作，刚去的时候，有人因为水土不服而出现痛苦的症状，有人却没有出现，为什么？这也是适应问题，只有适应了居住生活环境，身体才不会出现病痛。当然，喝点中药后，这种痛苦就会很快消失。这属于外适应。

总之，人体在采取了能忍则忍的方法后，适应了身体的内外环境，则无病痛出现。反之，适应不了内外环境，其结果就是身体出现痛苦的症状。所以，中医的治病原理之一就是让人体去适应内外环境。

这里有人可能会问：怎样让人体来适应内外环境？

每个人的身体都有自我调节能力。这种调节力，就是适应力，增强了这种调节能力，就提高了适应力。在中医上，调节能力下降的病证属于虚证。临床上补虚药物所起的作用就是提高人体适应力。

二、忍无可忍，无须再忍

前面谈到要先忍，先适应，但是，忍不了怎么办？忍不住的时候，就无须再忍。当身体不能适应内环境而出现病痛的时候，可以用中医里的杀毒排毒药来解决。

毒，中医的解释是：对人体有害的、对人体无用的和对人体有用但过剩的物质统称为毒。所以，中医里的瘀血、痰湿、滞气、结石、积虫、宿食等都属于毒的范畴。对于这些因身体不能适应而导致痛苦的毒，就无须再忍，直接清除。因毒而引起的症状，属于中医上实证的范畴，临床上去"实"的药物就是起这个作用的。人体疾病，从中医上说主要有虚证和实证两种，当我们了解了中医的治病原理时，就能从大的方面认知虚证和实证的临床治疗机制。

了解中药的治病原理

前面谈到，人体的任何病证，无非是由病性、病位、病态、病因和表象构成的，由于中药可以平病性、达病位、修病态、消病因、除表象，故而，中药能治疗疾病。

一、平病性

人体之病，从病性来说，主要是寒证和热证，而药物也有寒热温凉之性，可以平病性。中医上有"寒者热之、热者寒之"的说法，即对于寒性病证，要选用热药，对于病情较轻的，可选用温性药物来治疗；对于热性病证，要选用寒性药，对于病情较轻的，可选用凉性药来平病性。

二、达病位

人体之发病部位，根据辨证的不同，有不同的说法，如对于伤寒病，病位有太阳、少阳、阳明、太阴、厥阴、少阴等的不同；对于温病，病位有在卫、在气、在营、在血的不同；对于内科病证，病位有在精、在气、在血、在津液的不同；对于伤科病证，病位有在骨、在脉、在筋、在肉、在皮毛的不同，等等。但是，不管哪种辨证方法，最后都要归结到脏腑辨证，其病位归结到在脏或在腑。其实，人体之病位，简单地说，只有表里、上下、左右、中间、四肢等的不同，但不管发病部位在什么地方，中药都能达病位。

首先，中医有象思维，通过"取象比类"而应用中药治病。对于植物而言，有下面的根，中间的茎，旁达的枝，上面的花、叶、种子、果实，在外的皮等；对人而言，百会穴在人的最上部，为天，会阴穴在人的下部，为地，下肢相当于地下的根，上肢相当于草木之枝，而人体之表相当于植物之皮。所以，根类药物可以治疗腿脚部的疾病，如独活等；枝类药物可以治疗手臂疾病，如桂枝等；茎类药物可以治疗腰、腹、胸、背及颈部的疾病，如木通、海风藤、苏木等；植物类药上部的花、叶、种子、果实等可以治疗人体头部疾病，如菊花、决明子、益智仁等；皮类药物可以治疗体表疾病，如桑白皮、大腹皮等。

中药的性能有升降浮沉之分，质地重的药物具有沉降之性，质地轻的药物具有升浮之性。具有沉降之性的药物可以治疗人体下部和体内的疾病，如决明子虽产收于植物的上部，但质重下沉，故而可以治疗人体下部疾病，如肠道燥涩的便秘等；桑白皮虽为植物之皮，但质重，故而可以治疗体内之疾病，如咳吐黄稠痰之病症等。具有升浮之性的药物可以治疗人体上部和体表的疾病，如葛根虽为根类药，但质地轻，故而具有升浮之性，可以治疗上部疾病，如脖子僵硬等；麻黄虽为茎类药，但质轻上浮，故而可以治疗体表疾病等。

中药的升降浮沉之性，不仅仅取决于质地的轻重，还与四气五味、炮制方法、

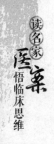

药物的配伍等有关。一般来说，凡味属辛甘、温热性的药物大都具有升浮的作用，如桂枝、黄芪等，可以治疗人体上部和体表的疾病；凡味属苦酸咸、寒凉性的药物大都具有沉降的作用，如芒硝、大黄等，可以治疗人体下部和体内的疾病。《本草纲目》谓之"酸咸无升，甘辛无降，寒无浮，热无沉"，更是对味和性之升降浮沉的高度概括。

药物经过炮制以后其升降浮沉之性会发生变化，比如酒炒则升，姜炒则散，醋炒收敛，盐炒下行，如大黄为根类药，可以治疗人体下部的热结便秘，但若用酒炒，则可以借着酒的升浮作用上达头部而治疗目赤肿痛之病症；柴胡生用，升散作用强，常用于解表退热，但用醋炒之后，发散之力减弱，而疏肝止痛作用增强，用于治疗肝郁气滞的胁肋胀痛等病症效果很好；砂仁为行气开胃、化湿醒脾的药物，作用于中焦，但经盐炒之后，可下行温肾，能治疗肾阳虚而导致的小便频数之病症。

配伍的不同也可改变药物的升降浮沉作用，如中医里所讲的"麻黄配熟地不发汗，熟地配麻黄不滋腻"等。这里还要说明的是，我们不但要注意升降浮沉的作用结果，更要看升降浮沉的作用过程，如大黄之性沉降，不仅能治疗下部的肠道疾病，还可以借沉降之功来治疗胃中食物不下行所致的胀满病症。

由于五味为五脏所主，肺主辛味、脾主甘味、肝主酸味、心主苦味、肾主咸味，所以，不同味的中药可以进入不同的脏腑而发挥作用。利用这一点，不同脏的疾病，可选用不同味的中药，如肺病，则选辛味药，治疗肺热导致的病证，即选用辛味寒凉之药；治疗肺寒导致的病证，即选用辛味温热之药等。

总之，根据上下、表里的病位不同，不但要用藏象思维来确定植物药用部位，是下部的根类药还是上部的花和种子、果实类药等，还要选用合适的升降浮沉之性的药物；对于脏腑之病位问题，要选用相应之味的中药直达病所，这样，才能达到更好的治疗效果。

三、修病态

人体之病态，主要有两种，即正虚或邪实，中药的功用也有补虚和去实之分。食物如同灯之油，药物如同拨灯芯。人体正常的生理活动都是脏腑功能正常发挥的结果。而脏腑的正常，需要每一个脏腑的气、血、阴、阳正常，所以，补虚，就是补脏腑的气、血、阴、阳，中药里有专门的补气药、补血药、补阴药、补阳药，如黄芪补气、当归补血、山茱萸补阴、淫羊藿补阳等，临床上针对不同的虚证可选用相应的补虚药。对于实证，如血瘀、痰湿、积食、虫积、宿便、结石等导致的疾病，中药都能直接清除，如丹参活血、白芥子消痰、山楂消食、槟榔驱虫、大黄通便、金钱草排石等。

四、消病因

疾病的发生原因，有外感，如风、寒、暑、湿、燥、火所伤等；有内生，如情志内伤等，都会对人体造成伤害。由于外因是通过内因而发挥作用，所以，人体的直接发病原因更多的是体内的因素，如气滞、血瘀、痰湿、积食、虫积、肠道积滞等，而中药不但能消除外来之病因，如发散风寒药能消除风寒对人体造成的伤害，更能消除体内病因，如活血化瘀药可以消除血瘀这个病因。

五、除表象

表象，就是表现出的征象，包括体征和症状两种。中药能够有效消除表象，如延胡索止痛、三七止血、杏仁止咳、鸦胆子消疣、白头翁除颈部淋巴结肿大等。当然，治病求本，只要消除发病因素，表象自然也就消失了，比如因感受风寒而出现的头痛，只要发散风寒到位，头痛之不适也会随之消失。

掌握处方的组成格式

临床处方，通常是由多味药物组合而成，药物配伍成方之后，可使方中各药相互协调，增强药效，提高疗效；亦能缓和某些药物的毒性，以消除或减轻对人体的不利影响；还能补其不足，全面兼顾，更好地适应比较复杂的病证，扩大治疗范围。所以，组方之药不是简单地堆砌，临床上不能有方无药或有药无方。

有方无药：虽然找到了前人的有效方剂，但没有根据患者的病情加减药物。

有药无方：只是应用头痛治头、脚痛治脚的各种药物，而没有根据方剂的组织原则或前人有效方剂的借鉴来用药。

更多时候，一个处方是根据君臣佐使来用药的。

（1）君药：又称为主药，是处方中针对主病、主证起主要作用的药物。

（2）臣药：又称为辅药，是辅助君药而加强治疗主病或主证作用的药物，或针对兼病、兼证起主要治疗作用的药物。

（3）佐药：有三种情况，一种是佐助药，即配合君、臣药加强治疗作用，或

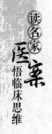

直接治疗次要症状的药物；一种是佐制药，即用以消除或减弱君、臣药的毒性，或制约君、臣药峻烈之性的药物；一种是反佐药，即病邪特别严重，可能拒药时，配用与君药性味相反而又能在治疗中起相成作用的药物。

（4）使药：有两种，一种是引经药，即能引方中诸药直达病所；一种是调和药，即具有调和方中诸药的作用。

有的时候，我们是仿秦伯未的处方格式来处方用药的。秦伯未先生在《谦斋医学讲稿》里谈到"（病因＋病位）＋症状"的处方格式，应用于临床，效果很好。由于疾病是由病因、病位、病性、病态和表象构成的，所以，根据"病因＋病位＋病性＋病态＋症状或体征"的格式来处方，效果很好。这就是类秦伯未格式。

如临床上见到一位顽固性头痛的患者，西医检查未见异常（排除肿瘤），中医诊见舌色紫暗，苔薄白，脉虚涩。证属气虚血瘀。我们来看一下，病因就是气虚血瘀；病位在头；病性为寒；病态为虚实夹杂；症状为疼痛。临床处方格式为：黄芪、当归（消病因、修复病态），川芎（达病位），附子（平病性），延胡索（消症状）。这是基本格式，可以根据病情的轻重随时加减：如气虚甚，在增加黄芪用量的基础上可加党参、山药、茯苓等；血瘀重，可加用丹参、桃仁、蜈蚣、全蝎、地龙等；达病位的药物可加柴胡、桂枝、白芷等；平病性的药物可加肉桂、干姜等；消除症状的药物可加细辛等。当然，在用药时一定要照顾脾胃，还要针对气虚的病因进行治疗。这样处方的好处在于：促使诊断更明确，如果诊断不明确，层次不清，其用药也将是一塌糊涂；让治疗更切合诊断，只要能准确诊断疾病，记住中药的功效，就可以在临床上直接开药方；用药层次清楚，不混乱；疗效确切。

医案是中医理法方药的直接体现

医案，又称病案，是医生治疗疾病时辨证、立法、处方用药的连续记录。是中医理、法、方、药综合运用的具体反映形式，它不仅是医疗活动的真实记录，更反映了一个医生的临床经验和思维活动。

对于中医而言，经验很重要。什么是经验？经验是从多次实践中得到的知识或技能。而医生的实践，就是对患者的治疗，所以，记录病历，不但是自己积累经验的最好形式，更是为后人保留传送经验的一种很好形式。

如果我们不会给患者看病，怎么办？很简单，找医案。

我上学时，有一次在西安探亲，遇到一位30多岁的女患者，患病3年余，能站、能躺，就是不能坐和蹲，否则就疼得要命，几经治疗，就是不见好。当知道我是陕西中医学院（今陕西中医药大学）的学生时，让我帮忙找老师给她治疗。那时的我不会号脉，只能看舌头，将舌的情况记录后回到学校。由于当时和其他的老师不太熟，看到班主任也很忙，所以就自己查看医案书，在朱进忠先生编写的《难病奇治》中找到一个医案，和这位患者的症状差不多，舌象相符合，就把原方抄录后寄了过去。2周后，患者寄来感谢信，自诉病已好。我当时非常高兴。从此之后，我便对好的医案爱不释手。

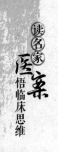

张伯臾医案

肠 鸣

孙某，男，46岁。

一诊： 1974年4月24日。患者中下腹辘辘有声，日夜无间，伴有腹胀，食后更甚，口干，大便不实，脉弦滑，苔薄白。

桂枝1.5g，茯苓12g，炒白术9g，汉防己15g，川椒目9g，葶苈子18g，带皮槟榔18g，九香虫6g，炒枳壳15g。5剂。

【病症诊断】

《金匮要略》里谈到，饮证根据存留部位的不同而分为四种：痰饮，是水饮停留于肠胃部分，由于水饮的流动，所以肠间沥沥有声是主症；假如水饮潴留胁下，咳嗽牵引作痛，是为悬饮；水饮流行于四肢肌肉之间，近于体表，本可随汗液而排泄，若不得汗，必致身体疼痛而沉重，称为溢饮；如水饮停留在胸膈，阻碍肺气的宣降，以致咳嗽气逆，须靠床呼吸，短气不能平卧，或兼见身体肿大，则是支饮。这里的中下腹辘辘有声，就是肠道的沥沥有声，所以，应为痰饮证。

日夜无间，这里的日夜，代表的是运动和休息。虚实之病态的鉴别还有一个办法：休息后好转的是虚证，休息后加重的是实证；运动后加重的为虚证，运动后缓解的为实证。想想生活当中身体虚弱的人，休息之后病情缓解；劳累一天的人，困乏无力、肢体酸痛，睡上一觉，诸症消失，这些都是因虚致病。可是，有的人睡觉起来脖子僵硬，腿脚不敢走动，这就是因实致病。如果运动和休息都不能缓解，这说明是虚实夹杂之证，即患者体内既有虚证，又有实证。此例患者的"日夜无间"应为这种情况。

伴有腹胀，食后更甚，应为痰饮气滞所致。口干，是口中津液不足或津液不能上承所致。导致津液不足的原因，一方面是消耗过度，另一方面是产生不足。从此例患者的情况来看，可以排除消耗过度这个原因，所以，口干应为津液产生不足所致。而脾主运化水液，所以，此处口干的根本原因是脾虚不运。

大便，是由两部分构成的，一部分是饮食物中的浊物，另一部分是水液。正常情况下，它们有一定的比例，一旦这个比例失常，则大便也会出现异常：水液太少，则大便发干；水液太多，则大便太软或稀薄。现在，肠中痰饮停滞，水液过多，故而出现大便不实的现象。

脉弦滑：弦，是端直以长，如按琴弦。生气之人，你去按他的脉，这时就能体会出弦脉；滑，是往来流利，应指圆滑。要体会滑脉，就去摸孕妇之脉。病理情况下，一般来说，弦脉主肝胆病、诸痛、痰饮和气滞，滑脉主痰、食、实热。结合病症诊断，我们就能准确定性所主之病。

舌，包括舌质和舌苔。舌质就是舌体，舌苔是舌体上附着的一层苔状物。正常健康人之舌为淡红舌、薄白苔。这里的薄白苔，如果是没有任何不舒服之人出现的，则为正常，但是，此例患者却有明显的不适，所以，薄白苔的产生应该是几方面病症的叠加所致。前面已经出现了口干，即口中津液不足的现象。按理说，舌苔应该是无或者很少，颜色应该发黄，然而患者却出现薄白苔，这就说明还有寒湿之邪存在，原因是寒湿能导致舌苔白厚腻，两方面叠加之后，才能出现薄白苔。

从上面的分析可知：

病因：脾虚不运，痰饮滞留，气滞不行。　　病性：寒。

病态：虚实夹杂。　　病位：中、下焦。

【处方分析】

接下来看看处方：桂枝1.5g，茯苓12g，炒白术9g，汉防己15g，川椒目9g，葶苈子18g，带皮槟榔18g，九香虫6g，炒枳壳15g。

根据病因、病位、病性加症状的处方格式，我们把这个处方进行拆分：病因为痰饮阻滞；病位在中下焦；病性为寒；症状为腹胀。

针对病因：茯苓、炒白术健脾利水而祛痰饮。白术经过炒制之后，燥湿之功更强。

针对病位：由于茯苓、炒白术和汉防己质重沉降，可以治疗中下焦疾病，所以，不用加他药就可以达病位。

针对病性：本方除了川椒目、防己、葶苈子、枳壳之外，其余的全是温热之性。由于此例患者的寒象不是很明显，故而，用大量温热药的同时少佐一些寒凉

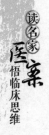

药物，可以平药性，使得全方之药性不至于大热。药性的温热度和病性的寒凉度可以相互抵消而无剩余，治疗之后，还不会产生其他的并发症和后遗症。

针对症状：槟榔理气除胀，对于下腹部气滞，效果很好。肺主排浊，在体为皮，取象比类，皮类药物可以入肺排浊，故而，槟榔带皮，效果更好。对于中腹气滞，枳壳很好，但生用之后，理气作用较猛，易伤气血，而炒制之后，其一是药性缓，有理气之功，且不伤气血；其二是增加燥性而除湿，故而，这里用炒枳壳。九香虫理气温中，不但能平病性，更能消除腹胀，用于此证，甚是得宜。

由于痰饮为病邪，我们要给它以出路而外排，大便本来就不实，故而，只有走小便，这时，用上川椒目、防己和葶苈子以利水，加速病邪的外排，且能利小便而实大便。

这里，我再多说一下利小便而实大便的问题：前面谈了，大便是由浊物和水液两部分构成的，如果水液太多，则大便不实，而通利小便能加速多余的水液外排，所以，肠道中的水液减少，大便自然就会变干。

看看这张处方，有两大妙处：①给邪留有出路。实邪滞留，犹如老鼠在屋，不战而屈人之兵，为之上策，增强自身脏腑功能，打通病邪外出之路，不费力，而病自愈。②用量很有度。给邪开路、治疗症状的药物剂量很大；补阳健脾为中等剂量；而平病性却是小量。从这里我们就可以知道一个中药剂量的把握点。

我们说一味药的剂量大小，不是看这味药在处方中的用量，而是和这味药的常用剂量做比较，常用量范围的上限或超出常量者为量大；常用量范围的下限或比常量小者为量小。比如九香虫，常用量为3~6g，现在用到了6g，这就是大量用药；葶苈子，常用量为3~10g，这里用到18g，这就是大剂量；桂枝的常用量为3~9g，而这里只用到1.5g，这就是小剂量。说到这里，我对张伯臾先生的用药思维很是敬服。

【用药之妙】

1.桂枝　味辛、甘，性温，能发汗解肌、温经止痛、温化水饮，还有横通肢节的特点，能引诸药上行至肩、臂、手指，所以，桂枝又为上肢的引导药。

比如，桂枝配伍麻黄可以治疗无汗的风寒感冒，配伍白芍可以治疗有汗的风寒感冒等。

在1980年的《新中医》里，潘文昭医师介绍治疗冻疮经验方：桂枝60g，加水1000ml，武火（即大火、猛火）煎10分钟，待温后洗患处，每次10~15分钟，每日早、晚各1次。治疗14例，效佳，一般1~6次即愈。

桂枝在本案中的应用非常巧妙：一是可以温化水饮；二是肺有通调水道的作用，本方在用大量的防己、葶苈子降肺而从下排浊之时，少佐以桂枝，向上宣肺，以"提壶揭盖"，使得痰饮之邪浊更加畅排。

生活当中，当茶壶里的水太多的时候，我们向外倒水，则水流不畅，当把壶盖揭开之后，茶水则哗哗而出，这就是"提壶揭盖"。本处方中的桂枝，就是用来"揭盖"的，"重鼓不用响锤"，"揭盖"只需要一个小口就够了，所以，桂枝的用量很小。

还有，由于桂枝是上肢病的引导药，剂量过大，可使诸药上达肩臂，而少量应用，温化水饮、提壶揭盖，且可消除上行之弊。

2.茯苓 味甘、淡，能利水渗湿、健脾安神，对于水肿、痰饮滞留、脾虚失眠之证，效果很好。

比如1986年《上海中医药研究》陈建南医师介绍：用茯苓制成30%的饼干（每片含生药3.5g），成人每次8片，日3次，儿童酌减，1周为1个疗程，停用其他的利水药。治疗水肿30例（非特异性水肿20例，心、肾疾病所致水肿10例），显效23例，有效7例。

1982年《山西医药杂志》张亦钡医师介绍：茯苓60g，水煎，日服1剂，连服1~3个月，治疗慢性精神分裂症53例，痊愈3例，显效11例，好转16例，无效23例。笔者觉得对于脾虚型的病证，这个办法很好，而且效果也不错。治疗无效的，应该是其他原因引起的。

1989年《云南中医学院学报》介绍：对于老年性浮肿、肥胖症、脾虚证、失眠多梦，用茯苓磨细粉，每日15g，同好大米或糯米60g煮粥服下，日1次，效佳；对于老年痴呆，用茯苓配芝麻各等份，加适量蜂蜜为丸，每丸重5g，每次2丸，日服2次。

张伯臾先生在这里的处方中应用茯苓，取之健脾利水而消痰饮，为治本之法。

3.炒白术 白术味甘、苦而性温，有补气健脾、燥湿利水、固表止汗、安胎的作用。

生白术健脾而不燥；炒白术燥湿之力大；土炒白术健脾止泻之力显著；焦白术健脾而兼消导之功。

白术量小则止泻，量大则致泻，所以，对于脾虚导致的泄泻，要小剂量应用；对于脾虚导致的便秘，则须大剂量应用。

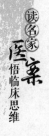

如1990年《中医药学报》刘树民等介绍：重用白术，少则60g，重则120~200g，治疗脾虚气弱之肠燥便秘多例，均获得较好疗效。

1990年《浙江中医杂志》董自强等介绍：胡某，女，23岁，便秘已有2~3年，需7~8日方解1次，干结如球状，平素自觉腹胀，纳食欠佳，证属脾胃虚弱，津液不足，运化失职所致，予生白术300g，粉碎研成极细末，每次10g，每日3次，治疗10日，排便改善，1~2日一解，便质变软，腹胀已消，纳食增加，上法续用10日，大便正常，每日一行，余症皆除，更予10日量，以资巩固。用此方治疗虚证便秘20余例，均获良效。

我在临床上对于寒湿导致的腰痛病，也多单用生白术而取效：生白术60~240g不等（根据患者的体质和病情的轻重来定量），用一瓶黄酒和适量的水连煎2次，顿服，一般一次即可收功。

由于本例中的患者是虚实夹杂之证，所以，张伯臾先生应用白术来健脾补虚、燥湿泻实。炒白术，更可以燥湿而消除痰饮之邪。

这里，我再多说一点，中医里对于湿邪的治疗，有燥湿、利湿、渗湿、化湿等法，它们都是有区别的。

燥湿，是用干燥之物来使湿邪消散。比如地上出现了一点水，我们用干土撒上，水自然就没有了，这就是燥湿；衣服不小心被弄湿了，这时，我们用火烘干，这也是燥湿。

利湿，是通过消散之途径来使湿邪外排。如小便是人体下部之水湿外排的主要途径，所以，利小便就是利湿；皮肤上的水湿需要汗出来解决，所以，发汗法可以解决皮肤之湿邪，这也是利湿，不过，通常我们都叫作散湿。如地上的积水，我们挖沟排水，这就是利湿。

渗湿，是让湿归原位。湿，为津液之化生，渗湿，是在脾的运化下让这个湿重新归位于津液而被人体正常利用。如前面谈的茯苓可以健脾渗湿，就是说茯苓能让湿重归津液。比如脾虚导致的水肿，应用茯苓之后，也未见小便的量增多，但水肿消退，这就是渗湿。当然，茯苓还有利尿的作用，也就是说茯苓还可以利湿。

化湿，是把湿进行散化，如藿香、佩兰、石菖蒲的化湿等。比如我们把地上的水，用木棍拨开，面积增大，这样，水就会更快地被蒸发而消失。

4.汉防己 防己苦辛而寒，有利水、祛风、通行经络、祛下焦湿热的作用。临床上有两种防己，汉防己和木防己。一般来说，汉防己偏于祛湿利水，治下焦湿热和下半身水肿；木防己偏于祛风通络、止痛，治上半身水肿及风湿疼痛。如

《本草纲目拾遗》中所记载的"汉防己主水气，木防己主风气，宣通"。我们平常也认为"治风用木防己，治水用汉防己"。

张伯臾先生在这个处方中应用汉防己，一是本身就有利水之功，二是引导诸药下行而达病位。虽然汉防己为寒性药，但有更多的温性药物存在，故而，发挥功效之余不会对人体造成伤害。

5.川椒 即川花椒，味辛性温，具有温中散寒、除湿止痛、杀虫解毒之功。

1986年《四川中医》黄志华医师介绍止牙痛验方，名"椒辛荷漱剂"：花椒、细辛、薄荷各3g，生石膏30g，开水浸泡（加盖）5分钟，待稍凉后漱口，治疗牙痛多例，效果极好，一般4~5次疼痛即止。

1983年《四川中医》朱长义医师介绍治疗疥疮方：花椒20g，桐油90g，硫黄50g，治疗疥疮多例，效果满意，一般一次即愈。用法：先将桐油煎沸后入花椒、硫黄，再煎10分钟，冷却备用。治疗时将药加热，用鸡毛蘸药液搽患处，每日1~2次，待疮痊愈后更换内衣，用开水烫洗。1剂可用于10人次。

1990年《中西医结合杂志》阮玉民等医师介绍治疗体癣的验方：花椒25g，紫皮大蒜100g，先将花椒研细粉，再与大蒜同捣成泥状，名"花椒大蒜泥"，治疗顽固性体癣45例，全部治愈。用法：用温水浸泡、洗净患处，再用棉签涂上薄薄一层药泥，然后用棉签反复搓擦患处，使药物渗入皮肤，每日1~2次，10天为1个疗程，一般1~3个疗程可获痊愈。

而川椒目其味辛苦，性寒，能利小便、消水肿，除水饮。张伯臾先生在处方中应用，就是取其利水消饮之功。

6.葶苈子 味辛苦，性寒，有泻肺降气、逐痰饮、消水肿的作用。对膀胱停水有很好的治疗作用，但其力峻性急，泻肺而易伤胃，故而一般常配大枣同用，以护中气。由于处方中有白术、茯苓健脾护胃，所以，这里也就没有用到大枣。

此病例为水饮停留于肠道，故张伯臾先生用了更多的消水逐饮之品，这里应用葶苈子，其妙在于开门之功：水饮从小便外出，必经膀胱，而葶苈子对于膀胱停水有很好的外排作用。

7.槟榔 味辛而性温，长于降气，前人经验认为"性如铁石之降"，能把人体最高部位之滞气，降泻至极下之处；兼能行痰下水，消积杀虫。

1986年《江西中医药》介绍治疗乳糜尿的验方：用槟榔、海藻各60g，并随证加减，水煎服，日1剂，治疗9例，3例1周见效，5例2周见效。以上8例经乳

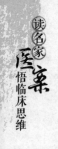

糜尿实验检查均为阴性，尿常规正常，其中2例半年后复发，复用上方收效。1例治疗1个月后症状缓解，但尿检未转阴。

张伯臾先生用之，降气排浊，消除腹部胀满症状。

8.九香虫 味咸性温，有理气止痛、温中壮阳之功。此处应用，平病性，消腹胀。

9.炒枳壳 枳壳理气消胀，配伍槟榔，可使胸中结逆之气下行。炒制之后，性缓而不伤正。

二诊：1974年4月29日。

患者中下腹鸣响十减七八，腹胀亦减轻，大便转干，有慢性肾炎史。苔白腻，脉弦滑。

桂枝1.5g，炒苍术9g，川厚朴6g，青皮、陈皮各1.5g，汉防己12g，川椒目9g，葶苈子15g，仙茅18g，炒狗脊15g，淫羊藿12g，带皮槟榔15g。5剂。

【病症诊断】

用药对证，痰饮渐除，肠道中的水液减少，故而，大便转干，各项症状好转。舌苔由薄白转为白腻，白腻为寒湿胜。看似病情加重，实为脾的运化功能恢复，布散津液功能增强的表现。弦滑之脉在前面已经解释过了。由于中医更多的时候只是定性而不定量，故而，弦、滑的脉象程度改变，只有医生自己知道。这是中医的一大特点，所以，我们不能从脉象来看说病情没有变化。

【处方分析】

在二诊处方时，用一味苍术来健脾燥湿而消除痰饮，代替了茯苓和白术，这是因为从"大便转干"可知痰饮已经很少，用少量的祛除痰饮之药就可以了。白术治疗因脾虚而导致的痰湿水饮很是对证，而苍术则是治疗脾虚，其中脾不是很虚的病证。从"苔白腻"可知脾气已经恢复，运化功能增强，所以，此时用苍术代替白术很是及时。苍术经过炒制之后，祛湿之力更是增强，由于只用一味苍术来治疗痰湿之病因，所以，炒制是必需的。这时，由于病邪的减少，故而减少了给邪以出路的防己、葶苈子的用量；由于腹胀减轻，故而，消除症状的槟榔之量也减少。

由于寒象较前增多，所以，加用较多的温阳之药，如仙茅、狗脊、淫羊藿等以平病性。其实，脾肾阳虚也是疾病的产生原因，所以，仙茅、狗脊、淫羊藿也是治疗病因的药物。

【用药之妙】

二诊的处方中又加用厚朴和少量的青皮、陈皮，这是由于"性如铁石之降"的槟榔剂量减少，用相对温和的厚朴来消痰湿以除胀，治病而不伤正，且厚朴配伍升清阳的苍术，一降一升，痰饮消除得更快；又由于中焦为脾胃所呆之地，"脾恶湿"，此地清洁，脾胃则舒，少量的青皮、陈皮理气祛湿，打扫中焦之地，以助脾胃主动地发挥功能。

三诊： 1974年5月4日。

患者中下腹鸣响已止，脘腹胀亦舒，但小腹有冷感，脉弦小，苔白腻已化。

熟附片9g（先煎），肉桂丸3g（分吞），制熟地15g，怀山药12g，茯苓12g，党参15g，炒白术12g，仙茅15g，淫羊藿15g，乌药12g。14剂。

【病症诊断】

中下腹鸣响已止，脘腹胀亦舒，说明痰饮已除，气滞也缓解。但小腹有冷感，结合旧有的"慢性肾炎"病史，应有肾阳虚衰。脉弦小，弦为气滞；"寒则收引"，寒气重则脉小。苔白腻已化，为脾功能已趋正常的标志。

【处方分析】

三诊时的处方，附子、肉桂、仙茅、淫羊藿以温肾祛寒；乌药理气除胀，且对小腹的寒凉有很好的温散作用，一举两得；山药、茯苓、党参、白术健脾益气，防止疾病复发。这里应用熟地黄也是很妙："善补阳者，阴中求阳"，补肾阳，岂能不补肾阴？佐以熟地黄，肾阳便能更好得到补充。虽然熟地黄滋腻，但痰饮已除，且还有茯苓、白术、山药这些健脾祛湿药存在，故而放胆用之，毫无后顾之忧。

【学习感悟】

（1）掌握提壶揭盖法的临床应用。当我们要从二便排浊的时候，少量应用向上宣散肺气的药物，这样，浊气、浊物更能畅排。

生活当中，偶尔能遇到这样的患者，他们坐长途车时，憋住小便的时间过长，等到了目的地后，却尿不出来。这时，可以应用提壶揭盖法，用一根杂草，放进鼻孔中摇动，鼻子发痒，出现喷嚏，肺气宣散，小便即刻排出。

（2）要具有给邪开路的思维。我们的目的是恢复身体健康，所以，病邪在内，推散外出为明智之选。

（3）药物和药量一定要随着病情的变化而变化。有是证，用是药，这是治疗

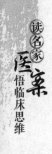

用药的原则。

（4）清扫脏腑所呆之地，按照脏腑喜好而用药。人体的生命活动都是脏腑发挥功能的结果，所以，善待脏腑，也是我们用药的一个原则。

（5）用药之阴阳配合应用。在补阴的时候，少佐一些补阳药，则阴更得补；在补阳的时候，少佐一些补阴药，则阳更得强。

奔豚气 1

腾某，男，34岁。

一诊：1976年9月29日。患者下腹作胀，时有冷气上冲胸膈，腰酸，右胁稍有胀痛，饥而不欲食，便软，舌苔白滑，脉弦细。仲景所称奔豚气是也，系肾虚水气上逆，桂枝加桂汤主之。

川桂枝4.5g，炒白芍6g，炙甘草3g，煨生姜3g，大枣3枚，上官桂3g，紫石英30g（先煎），防己12g，云茯苓12g。7剂。

【病名了解】

首先，我们来看看什么是奔豚气。豚，是小猪的意思；奔，是跑的意思。奔豚气，就是说像小猪奔跑的一股气。《金匮要略》里对奔豚气的病证治法写得比较详细：其特征为"气从少腹上冲咽喉，发作欲死，复还止"。少腹部位有两个所指，一个是指腹的下部，即肚脐与骨盆之间的部位，又称为小腹，比如《灵枢·经脉》中说的"是动则病腰痛不可以俯仰，丈夫疝，妇人少腹肿"；一个是指肚脐下腹部两旁，见《伤寒直格》。所以，奔豚气的典型症状就是有一股像小猪奔跑的气从下腹部上冲，直达咽喉，难受欲死，等气消了以后，则平安，和常人一样而无所苦。其病因与惊恐有关。

其病证有肝之奔豚和肾之奔豚。肝之奔豚为肝气上逆所致；症状为腹痛，气上冲胸，寒热往来；方剂用奔豚汤以和肝降逆；方剂组成为甘草、川芎、当归各二两，半夏四两，黄芩二两，生葛根五两，芍药二两，生姜四两，甘李根皮一升。这里的甘李根皮为甜梨树根的白皮。这里的一两约为现在的3g，一升为现在的18~30g。

肾之奔豚为肾气上冲所致，这里又分为两种：水气上冲和寒气上冲。水气上冲是发汗之后，脐下悸动，欲作奔豚；用苓桂甘枣汤治疗；方剂组成为茯苓半斤，甘草二两（炙），大枣十五枚，桂枝四两。寒气上冲是气从少腹至心；用桂枝加桂汤治疗；方剂组成为桂枝五两，芍药三两，甘草二两（炙），生姜三两，大枣十二枚。这里的一两约为现在的3g。

【病症诊断】

时有冷气上冲胸膈，为冲气上行，就是奔豚，现在临床上已经很少有典型的奔豚气了。冷气，说明是寒，系肾虚水气上逆。下腹作胀，右胁稍有胀痛，为气滞所致。舌苔白滑，白主虚寒，滑主水湿。脉弦细，弦主气滞，也主疼痛；细脉既主气血两虚又主湿。

纵观此证，为下焦寒凉，肾虚之后，气逆上冲，形成本病。受寒之后，气的运行减缓，形成气滞；气滞之后，不能很好地布散津液而使津液停滞，形成水湿；脾恶湿，水湿停留而伤脾，继则出现脾虚而不欲食。所以，祛寒降逆为治本之法，方选桂枝加桂汤为正治。

而桂枝加桂汤有两种说法，一种说法是加桂枝，振奋心阳，降逆平冲；一种说法是加肉桂，温肾纳气，使寒水返于下焦。这位患者是肾之寒水上冲所致，故用桂枝汤加肉桂来治疗。

【处方分析】

我们来回想一下桂枝汤的组成：桂枝、白芍、炙甘草、生姜、大枣。看看张伯臾先生的处方，前面就是桂枝汤加肉桂，不过这里用的是炒白芍和煨生姜，为什么？

生白芍为凉性，而炒制之后，其性变平，此病本为寒，故而最好不要用寒凉性的药物，这就是用炒白芍的原因。

煨，是中药的一种炮制方法，是将药物用面块包裹，放在炉旁，或放在火中烧烤，或放在锅内炒至外皮焦黄，或层层隔纸加热，以除去部分油分。而煨生姜，则是取鲜姜片用草纸包好，清水润湿，置于灶中煨或炉台上烘烤，待纸焦枯时剥去纸即可。生姜煨后挥发油减少了约20%，改变了性质，辛散之力不及生姜，而温中止呕之力则较生姜为胜；生姜煨后增强了暖胃和中作用，缓和了发散作用，适用于胃寒呕吐及腹痛便泻之证。从此病症来看，需要生姜的温里散寒，而不是发散风寒，故用煨生姜为最好。

方中紫石英，其性温，能平病性；其质重，能降气；其味淡，能理脾，所以紫石英是温小腹而降逆气的首选之药。赭石和磁石虽然也可降逆气，但其性均为寒凉。

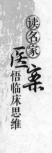

防己利湿，茯苓利湿的同时更能健脾。

从全方来看，在标本兼治的同时，更治疗表象，所以，效果很好。

二诊：1976年10月6日。

患者下腹作胀，冷气上冲，药后即平，纳食亦增，唯右胁时有隐痛，腰酸足软，苔白滑已化，脉细尺弱，舌转嫩红。水气上逆虽平，肾虚未复，肝气郁滞，再拟滋肾泄肝。

制熟地9g，怀山药15g，五味子4.5g，茯苓9g，菟丝饼15g，补骨脂12g，桑寄生12g，川楝子9g，潼蒺藜、白蒺藜各9g。7剂。

【病症诊断】

下腹作胀，冷气上冲，药后即平，说明诊断准确，用药到位。有防己的利湿、茯苓的健脾、煨生姜的温中，脾气会恢复得很快，纳食亦增。唯右胁时有隐痛，说明还有气滞。腰酸足软，肾虚仍存。苔白滑已化，说明水湿之邪逐渐消退。脉细尺弱，细还是水湿所致；尺为肾脉，尺弱表示肾虚。舌转嫩红，开始的舌质具体不详，现在舌红为火，嫩为阴血不足。从前面的病症可知，此处的火为气滞所产生的郁火。水气上逆虽平，肾虚未复，肝气郁滞，再拟滋肾泄肝，此为治本之法。

【处方分析】

熟地黄、山药、五味子滋阴补肾；茯苓健脾化湿；菟丝子和潼蒺藜（沙苑子）增强补肾益精之力；补骨脂能补肾阳；桑寄生祛风湿、补肝肾；白蒺藜和川楝子疏肝解郁。

全方来看，滋阴补肾、健脾化湿、疏肝解郁，甚对病机。

【用药之妙】

1.五味子　俗话说，打江山难，守江山更难，方中已经用了大量的滋阴补肾药，可以说，肾阴能补上。为了补上的肾阴不再无故耗散，这时就要收敛，由于五味子性温，不但能平病性，且能收敛肾气而"守江山"，一举两得。

2.补骨脂　善补阴者，阳中求阴，在补阴药中佐以补骨脂，肾阴更是得补，这就是中医"阴阳结合"用药的具体应用。

3.桑寄生　中药应用讲究"动静结合"，熟地黄、五味子、菟丝子、补骨脂、潼蒺藜均为补肾之品，都是"静"药，而桑寄生不但补肾治本，更是"动"药，可使"静"药更快地发挥作用，这是其一；其二，湿为阴邪，性趋向下，现在患者出现了足软，说明有筋骨之湿存在，用桑寄生祛筋骨之湿，很是对证。

4.川楝子　舌红为火，虽然是气滞所为，但毕竟出现了热象，且在大队温性补肾药中又加入了菟丝子和补骨脂两味热药，虽能平病之寒性，但有使病性变热之虑，加入川楝子之苦寒药，既可防止用药之后的变证，又可疏肝解郁，一举两得，甚是巧妙，比用寒性的泽泻防止补药生热效果要好得多。

奔豚气2
（脑膜瘤术后继发腹型癫痫）

王某，男，57岁。

一诊： 1976年7月14日。患者脑膜瘤切除术后，时有气从少腹上冲至口，头晕屋转，甚则昏倒，后头项胀痛，两足筋脉拘急，脉小弦滑，苔薄白腻，某医院诊断为继发性腹型癫痫，曾长期服用抗癫痫药物无法控制。据脉论证，为奔豚气也。乃由脾肾阳气不足，痰浊内生，肝气夹痰浊上逆而发。治拟温阳逐饮，化痰降浊。

熟附片9g（先煎），生白术9g，福泽泻15g，川桂枝4.5g，茯苓12g，葛根9g，制半夏9g，陈胆星9g，石菖蒲9g，炒当归12g，生白芍12g，白金丸3g（分吞）。稍加减，服20剂。

【病症诊断】

脑膜瘤切除术后，当有损气耗血之虞。时有气从少腹上冲至口，头晕屋转，甚则昏倒，为奔豚症状。脉小弦滑——小，为寒所致；弦，为气滞所致；滑，为痰湿滞留所致。苔薄白腻——白为寒；腻为湿。本病乃由脾肾阳气不足，痰浊内生，肝气夹痰浊上逆而发。某医院诊断为继发性腹型癫痫，曾长期服用抗癫痫药物无法控制——属于中医痫证，中医认为无痰不作痫，所以，治疗时一般要加用祛痰之药。治拟温阳逐饮，化痰降浊，标本兼治。

【处方分析】

附子温肾脾之阳，祛寒湿；茯苓、白术健脾利湿；半夏、胆南星、石菖蒲、白金丸以祛痰；桂枝温阳化气，泽泻泻肝降气；葛根解肌散寒；当归补血活血，白芍柔肝养血。

纵观全方，既有治奔豚病根本原因之药——附子、茯苓、白术，又有治疗素

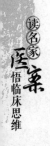

有之疾根本原因的药物——白金丸、胆南星、石菖蒲、半夏，也有治标之药——桂枝、泽泻、白芍，更有治疗表象的药物——葛根、当归。药物不多，但照顾全面。

【用药之妙】

1. **附子**　一味附子，既能补脾肾，又能祛寒湿，用于此证，没有耗费其功效。用药，最好是"人尽其才，物尽其用"，使其功效全部发挥。

附子和乌头同出一物。在中药应用里有"十八反"，其中，乌头反半夏，也就是说乌头和半夏同用很有可能会引起中毒。这个问题古今医家看法不一，古代有不少相反药物配伍应用的方例，在实际应用中也证明某些相反药物可以合用。动物实验证明，乌头与半夏配伍，没有见到毒性明显增加。另有介绍，临床将熟附子与制半夏同用，通过多年观察，未见任何不良反应。《寿世保元》中的回阳救急汤，《济生方》中的五福丸、二生汤，《金匮要略》中的附子粳米汤等都用附子和半夏配伍。但亦有因附子和半夏同用引起中毒死亡的，故而，临床不可不慎。

2. **泽泻**　张仲景曰："病痰饮者，当以温药和之。"这就是说对于寒痰寒饮所致病证，要用温性之药进行治疗，不能用热药。生活当中，刚从冰箱里取出的冻肉，有谁用开水化冻？由于附子性热，就如化冻肉之开水，这时少加一点凉水，中和形成温水，祛寒痰很是对证，而泽泻性寒，就是这个凉水。更有，泽泻能泻肝降气，可平上逆之气，一举两得。有人会说川楝子性寒也能降气，为什么不用？原因是川楝子虽然能降气而平上逆之气，但其不入脾肾，所以不能中和附子之热。

3. **葛根**　葛根解肌，可以治疗项部胀痛；葛根升阳，可使脾阳上升，阳升寒化，湿亦得解；葛根升提，起到引导药的作用，能使诸药作用上达而消除头部症状。

4. **石菖蒲**　芳香走窜，化湿豁痰而开窍，既能治疗旧有的癫痫，又能治疗奔豚气上冲之后的头晕、昏倒，一药二用，甚是高明。

5. **桂枝**　心为君主之官，主管神志。桂枝能温心阳，可以恢复心功能，这样就使癫痫和奔豚气所致的神志病缓解；桂枝辛温发散，能使欲发之奔豚气就地散开，不会聚而上冲。

6. **当归、白芍**　血为气之母，气藏于血之中，当归补血、白芍养血，血足之后，气得以藏，这样就会减少逆乱之行，妙。

7. **白金丸**　《外科全生集》和《普济本事方》都有记载，处方都一样，均为白矾和郁金，不一样的是用量，《外科全生集》是白矾和郁金各等份，而《普济本事方》却是白矾和郁金为3∶7的比例混合。白金丸具有豁痰、散结、通窍、清心、安神的作用，对于痰阻心窍引起的癫痫效果不错。

8.胆南星 这里有人会问：此病为寒湿，为什么要用胆南星这味凉性药物来祛痰？

胆南星的祛痰作用很好，对于癫痫治疗效果不错；奔豚气的上冲，也是一种风，胆南星能祛风，所以，为正治。痰郁日久化热，用凉性的祛痰药治疗更为对证。

二诊： 1976年8月3日。

患者头晕、气从少腹上冲之症本周只发作一次，1分钟即止，较前大为好转，后头项胀痛亦减，两足筋脉拘急依然，自汗盗汗，脉沉迟，苔薄腻。仍守前法，增入益气养血之品。

熟附片9g（先煎），生白术9g，福泽泻15g，川桂枝4.5g，云茯苓15g，炙甘草3g，制半夏9g，炒当归12g，制熟地12g，炙黄芪15g，生白芍12g，白金丸3g（分吞）。14剂。

【病症诊断】

辨证准确，标本兼治，诸症好转。但两足筋脉拘急依然，既然有祛寒湿的药物，但此症没有缓解，说明这是由气血不足引起。自汗盗汗，应为气不固摄，津液外出。寒湿之邪虽得以排散，但正气未复。脉沉迟，沉主里，迟为寒。苔薄腻，腻为湿。仍守前法，增入益气养血之品，药已对证，稍加调整，继续应用。

【处方分析】

由于头部的表象缓解，所以去掉葛根、胆南星和石菖蒲；而气血两虚的情况现在凸显出来，所以加用炙甘草、炙黄芪和熟地黄以益气养血。其他治本之药不变。

【用药之妙】

1.熟地黄 有人会问：熟地黄滋腻，会妨碍痰湿化解，怎么能用？

看看陈士铎在《本草新编》中的一段话就会明白：或问熟地腻膈生痰，世人以姜汁、砂仁制之可乎？顾熟地何尝腻膈也。熟地味甘而性温，味甘为脾胃所喜，性温为脾胃所宜，脾胃既不相忤，又何腻膈哉。况熟地乃阴分之药，不留胃中，即留肾中。胃为肾之关门，胃见肾经之味，有不引导至肾者乎。腻膈之说，起于不知医理之人，而不可惑深知医理之士也。虽姜汁开胃，砂仁苏脾，无碍于熟地，而终不可谓熟地之腻膈生痰耳。所以说，熟地黄不会妨碍痰湿化解。

其实，更妙的是，熟地黄质重，具有沉降之性，能引其他补气益血之药直达

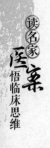

腿脚。

2.据病用药 黄芪和甘草，生用、炙用效果不一样。

生黄芪有补气固表、利水消肿、托毒排脓之功，炒炙之后，专一补气健脾。

生甘草有清热解毒、润肺止咳的作用，但炒炙之后，却能补气健脾。

张伯臾先生的这个处方，就是炙用益气而健脾。气能固摄，气足之后，汗出则会减少；气能生血，补气之后，血得补充，足部的症状即可得到缓解。脾主运化，脾功能增强，寒湿得以运化；脾主四肢，脾功能增强，足部的营养得以补充。

三诊：1976年8月18日。

患者劳则易发头晕，后头项胀痛未作，两足筋脉拘急已平，出汗亦减，脉虚弦，苔薄腻已化，舌质淡红。痰浊已化，气血两亏，虚风上扰渐平，原法叠投，更进一筹。

原方加生晒参9g（令煎代茶饮）。14剂。

【病症诊断】

寒湿减少，气血逐渐恢复，诸症好转。效不更方，继用即可。

【处方分析】

这次处方，只在前方的基础上加用一味生晒参。生晒参，是人参的一种加工制品，是取鲜参洗刷干净，日晒1天后，再用硫黄熏过晒干而成。其性平和，不温不燥，既可补气，又可生津，可用于扶正祛邪，增强体质和抗病能力，所以，单煎另饮，效果不错。

四诊：1976年9月1日。

患者头晕未发，后头项已舒适，口不干，精神转佳，脉沉细，舌淡有裂纹。气血两亏渐复，虚风得平，症势已有向愈之象。

熟附片9g（先煎），炒白术9g，福泽泻15g，潞党参12g，炙黄芪12g，全当归12g，制熟地12g，炒川芎6g，制半夏9g，云茯苓12g，白金丸3g（吞服）。7剂。

另：生晒参9g（另煎代茶）。

【病症诊断】

药已中病，邪去正复。脉沉细，沉主里，细主湿和虚。舌淡有裂纹，此处为阴虚不足的表现。气血两亏渐复，虚风得平，症势已有向愈之象，故遵法继用。

【处方分析】

继续用附子、熟地黄、当归以补肾养血；半夏、茯苓健脾除湿；炙黄芪补气健脾；泽泻泻肝降气，并制约附子之热；白金丸消痰。加用党参以健脾益气，增强后天之本——脾的功能；川芎活血的同时，因其性上行，能引导气血上行，所以，可以更好地治疗头部的病证。继用生晒参益气扶正。

【用药之妙】

1.白术　前面的三次处方，用的都是生白术，而这里用的是炒白术，原因是生白术燥湿之力强，而炒过之后，燥湿力缓，健脾益气作用增强。患者开始就诊时寒湿很盛，用生白术来燥湿，很是对证，但现在是患者康复期，以健脾补气为主，所以，这里用炒白术。

2.党参　补气健脾的同时还能补血，很适合后期需要补养的患者。

3.川芎　为走而不守之药，上行头目，下行血海，有行气活血、搜风、开郁之功效。生用后，走窜之力强，更易伤阴血，这也是刚开始不用川芎的原因。现在康复期的治疗，补泻结合，动静结合，在大队补养药中加上动药川芎，效果更好，但为了减少走窜伤阴，所以进行炒制。这是细微之妙。

浮　肿
（甲状腺功能减退症）

王某，女，56岁。

一诊：1976年2月27日。患者遍体浮肿已10余年，皮肤板紧，按之无凹陷，毛发脱落，近1周尿量减少，肤胀突然加剧，卧床不起，口臭便秘，言语欠清，声音低哑，面红，肢冷畏寒，脉弦滑，舌质红，苔白腻。肾脏阴阳两虚，水湿聚集皮肤，肠夹湿滞郁热，治本宜调肾，治标宜治泄水。

仙茅24g，淫羊藿15g，炒知母、炒黄柏各6g，全当归15g，净麻黄6g，生石膏30g（先煎），炙甘草3g，猪苓、茯苓各15g，福泽泻18g，上官桂3g，生大黄9g（后下）。14剂。

【病症诊断】

遍体浮肿已10余年，病程很长。颜德馨先生说过，"久病必有瘀"。当时听了这句话后觉得有点绝对，可后来仔细想想，这句话讲得很到位：人体之疾，以病态来说，分为虚证和实证两种。虚证，有气虚、血虚、阴虚、阳虚；实证，有气滞、血瘀、痰湿水饮、积滞（包括积食、肠滞、结石、虫积等）等。病之日久，

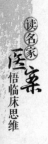

虚证都会有气虚情况存在，实证都会有气滞情况存在；血的运行靠的是气，气虚则血运无力，气滞则血运不行；不管是无力还是不行，都会出现血瘀，这就是"久病必有瘀"。

皮肤板紧，按之无凹陷，毛发脱落，尿量减少，肤胀，口臭便秘，面红，肢冷畏寒，脉弦滑，舌质红，苔白腻，应为肾脏阴阳两虚，水湿聚集皮肤，肠夹湿滞郁热。

治本宜调肾，治标宜治泄水。从前面的诊断可知，应为肺、肾、心三脏虚弱，水湿郁结，产生郁热。这点，从张伯臾先生的处方就可以知道。

【处方分析】

仙茅、淫羊藿、知母、黄柏、官桂补肾；当归养血以补心；麻黄宣散而补肺；生石膏以清内热；猪苓、茯苓、泽泻以祛湿利尿；大黄通便泻热；炙甘草调和诸药。处方不但治本而消除病之根本原因，更治标而消除表象，病虽重，但效果应该很好。

【用药之妙】

1.仙茅、淫羊藿 补肾阳之药众多，为什么要用仙茅和淫羊藿？

《本草纲目》云："仙茅，性热。补三焦、命门之药也。"《本草正义》记载："仙茅是补阳温肾之专药，亦兼能祛除寒痹，与巴戟天、淫羊藿相类，而猛烈又过之。"所以，仙茅不但能达上中下三焦全身部位，更是补肾阳之猛药。

猛药的含义有二，一是作用峻猛之药，二是量大之药。仙茅的常用剂量为3~9g，而这里却用到24g，为大剂量。张伯臾先生在处方中用到功用峻猛的、剂量很大的药，这就是猛药。为什么要用猛药？在诊断准确的前提下，病急用猛药，这是常识。看看这位患者，已经卧床不起，要"起沉疴"，"杯水车薪"肯定是不行的，所以，只要辨证准确，对于急危重症，就必须用猛药。

淫羊藿，又名仙灵脾，虽然功用没有仙茅大，但也是峻补肾阳药。常用剂量为3~9g，这里用到了15g，也是大剂量应用。

二仙合用，补肾之力宏大，肾阳得以很快恢复。肾为水脏，主津液，肾阳恢复，水液气化，重新归位，病即得愈；且它们都有祛风湿的作用，对于水饮的消退更能起到很好的治疗效果。

2.知母、黄柏 生知母苦寒，清热的同时更能滋阴，炒制之后，寒性减弱，但滋阴之效不减；黄柏清热燥湿，能坚肾阴，炒制之后，消除寒性。两药合用，一补一坚，如同打仗，一个负责攻城，一个负责对攻下的城市防守建设。

无阴则阳无以化，无阳则阴无以生，张景岳说："善补阳者，必从阴引阳；善补阴者，必从阳引阴。"张伯臾先生用峻猛的补阳药，少佐以补阴药，正是此意。

3.当归 当归补血，能治疗"阴不制阳"而因血虚导致的面红；当归活血，又能起到消散水饮的作用。一药二用，妙。

临床上，腿部肿胀几天之后，外用红花油能起到很好的作用，这就是活血法消散水肿的具体应用。理论上，心主血脉，脉主内外物质的交换（这虽是西医医理，但完全可以拿来一用），活血之后，血流加快，这样就会把血管外的物质"吸"进来，使得水肿消退。在火车站排队准备上车时，为什么要站得离车轨远一些？原因是开来的火车有一定的速度，有速度就会有风，有风就会把人刮倒，如果倒地，方向一定会是向前向内的，这样会很危险。这里的向内倒地就是"吸"。现代中药药理研究证实：活血药可以改善血流动力，可以改变血液的浓、黏、凝、聚状态，可以抗血栓形成，更可以改善微循环，使微血流改善、微血管形态改善、毛细血管通透性降低，微血管周围的渗血减少或消失。这样一来，本属于血管内的血管外之异常水液可以回归原位，肿胀消失。

当归头、尾偏于活血、破血；当归身偏于补血、养血；当归须偏于活血通络；全当归既可补血又可活血。张伯臾先生在这里用的是全当归，就是补血、活血同时需要。

焦树德先生在《用药心得十讲》中谈到当归"用量一般为3~9g，急重病有时用到15g"。这里，张伯臾先生用量为15g，可见其将此患者看作是"急重患者"。

4.麻黄 肺的功能是排浊，一方面是向上向外宣散，从口鼻、皮肤排气；另一方面是向下肃降，从肠道排气。麻黄宣散，减轻肺的负担，所以，能间接补肺。肺功能增强，说话声音自然响亮。

麻黄更有行水消肿的作用。正如焦树德先生在《用药心得十讲》中所谈，用麻黄治水肿时，可能出现水从汗解而消退、小便增多而消肿、大便水泻而消肿、身有微汗出而小便明显增多而水肿消退，这与"肺主皮毛，肺布津液下输膀胱，肺与大肠相表里，水肿病其本在肾、其标在肺"等理论有关。

所以，这里用麻黄，补肺消肿，很是合适。

当然，麻黄之妙，还有一处，就是"提壶揭盖"。生活当中，从茶壶中向外倒水，如果将上面的盖子盖严，在倒水时则水流缓慢或一滴不出。不信的话，可以将茶壶装满水，并盖紧壶盖，从小壶嘴向外倒水试试。看看治疗表象的用药，更

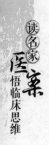

多的是从二便外排。不恰当但确实是此意的比喻，就是从下外排如同从壶嘴倒水，而麻黄发挥的作用就是"揭盖"。

5. 生石膏 有清火退热、除烦止渴之功，消除舌红郁热效果不错。而煅石膏则清热作用大减，有收敛作用，外科常用于敛疮、祛湿、止痒，或作为石膏绷带用。由此可见，一字之差，炮制与否至关重要。

这里应用生石膏，还有一个功效，就是防止仙茅和淫羊藿的过热。虽然有知母、黄柏之寒制之，但毕竟在处方中知母和黄柏发挥的作用是助仙茅和淫羊藿来补阳，且量还很小。

6. 炙甘草 甘草药性和缓，通行十二经，可升可降，与补、泻、寒、热、温、凉等各类药物配合应用，有调和药性的作用，使补药缓补、泻药缓泻，缓和寒性药之寒，以防伤胃，缓和热性药之热，以防伤阴等。

这里用之，以缓和峻猛之药的药力，使之补正而不伤正，祛邪而轻散，人体无所痛苦。炙甘草还有补中益气的作用，配合茯苓，可使脾胃功能恢复，运化得力，水饮也能快速消散。

7. 官桂 肉桂，根据加工的规格不同，一般有三种：一种是官桂，又名菌桂、筒桂、条桂等，即剥取栽培5~6年的幼树干皮和粗枝皮，晒1~2天后，卷成圆筒状，阴干；一种是企边桂，又名清化桂，剥取十余年生的干皮，两端削齐，夹在木制的凸凹板内，晒干；一种是板桂，又名桂楠，即剥取老年桂树的干皮，在离地面30cm处作环状割口，将皮剥离，夹在桂夹内晒至九成干时取出，纵横堆叠，加压，约1个月后即完全干燥。至于桂心，即肉桂加工过程中捡下的边条，除去栓皮者。

肉桂，温阳逐寒，宣通血脉，药用品越老者，越是燥热。此病之浮肿应予消散，而不是就地干燥，所以，张伯臾先生在此就用官桂来治疗。

此方用肉桂，应该有三点功用：一是协助仙茅和淫羊藿以温阳补肾；一是协助当归以活血通脉；最主要的一点是"救阳中之阳"，使得仙茅、淫羊藿更快地入肾而恢复人体之阳气。

8. 生大黄 苦寒沉降，力猛善行，能荡涤肠胃，通便泻热，有"斩关夺门"之力，所以，号称"将军"。煎煮时后下，则力更猛。

这里用大黄，有两大妙：一是涤肠通便，可解除"口臭便秘"之表象；二是可以解仙茅之"毒"。

陈士铎在《本草新编》中谈到"中仙茅毒者，含大黄一片即解"。处方中，张伯臾先生用了大剂量的仙茅，为防止患者中毒，加入大黄，便无后顾之忧。

二诊： 1976年3月12日。

前方连服2周，患者遍体浮肿明显消退，已能起床自由活动，步履轻快，肢体温暖，口臭已除，腑气通畅，小便量多，语清音响，皮肤已由板紧转为皱软，脱发如前，脉沉弦，苔薄白，舌质淡。水湿积聚与湿滞郁热已见清化，肾脏阴阳两亏亦有好转之势，依然调补肾脏以治本。

仙茅24g，淫羊藿15g，炒知母、炒黄柏各9g，全当归15g，巴戟肉12g，炙龟甲30g（先煎），炙鳖甲30g（先煎），制熟地15g，桂枝6g，猪苓、茯苓各15g，福泽泻18g，济生肾气丸12g（包煎）。14剂（出院带回服用）。

【病症诊断】

脉沉弦，沉主里，弦为气滞。苔薄白，舌质淡，白为寒；舌质已由红变淡，说明内热已除，疾病的本质出现，淡为虚。

水湿积聚与湿滞郁热已见清化，肾脏阴阳两亏亦有好转之势，依然调补肾脏以治本，说明表象已经明显消减，此时，"缓则治其本"。

【处方分析】

前方去掉了消除"浮肿""口臭便秘""舌红"表象的麻黄、大黄、生石膏；由于患者已用药14天，已经适应了药物的功用，故而，也将炙甘草、肉桂去掉。就如走钢丝，刚开始的时候不能适应，为了保护，要系上保险绳，等适应稳定之后，保险绳就可以去掉了。

由于水饮为津液所化，水饮的出现，说明正常的津液减少，故而就要补充津液的不足，张伯臾先生在这里加用龟甲、鳖甲和熟地黄就是起这个作用。

桂枝，散寒补肺，温通心阳；由于病程太长，故而加用巴戟天增强温补之力；济生肾气丸，温肾化气，利水消肿。

从全方来看，治本为主，兼以治标。

这里再说一下二仙汤：二仙汤是妇产科的一道名方，药物组成为仙茅、淫羊藿、炒知母、炒黄柏、当归、巴戟天；具有温肾阳、补肾精、泻相火、调冲任的作用；主要用于更年期综合征，见有肾精不足（可见腰酸、膝软、尿频、头晕、目眩、耳鸣、神萎、脉沉细）和相火旺（可见烘热、汗出、五心烦热、烦躁易怒、口干、便艰、失眠多梦、舌红、虚火上炎）表现者。

这里要说的是，由于二仙汤是由三味补阳药和两味滋阴泻火药与一味补血活

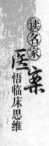

血药组成，所以，对于阳虚的患者，滋阴泻火药的用量要小；对于阴虚火旺的患者，三味补阳药的剂量要小。

【用药之妙】

1. **巴戟天、淫羊藿** 巴戟天，辛甘微温，补阳而偏入肾经血分，燥性较小。淫羊藿补阳而偏入肾经气分，并有燥性。

2. **熟地黄** 一是滋阴养血，补充津液的不足；二是消除淫羊藿和仙茅的燥性。

3. **桂枝** 助肺排浊，温通心阳是其一用，调和阴阳则是二用。本次处方，补阳、补阴并重，缓和药性的甘草已经去掉，用上桂枝，调和阴阳，妙极。

4. **鳖甲、龟甲** 滋阴的同时可以清散郁热，一药二用，很是不错。

5. **济生肾气丸** 由熟地黄、山茱萸、牡丹皮、山药、茯苓、泽泻、肉桂、附子、牛膝、车前子组成的水蜜丸，味酸而微甘、苦，能温肾化气、利水消肿，用于肾虚水肿、腰膝酸重、小便不利、痰饮喘咳。对于此证，滋阴利尿尚可，但补阳的作用太弱，故而与前面的药物合用，共同消除病患。

厥 冷

（神经官能症）

杜某，男，46岁。

一诊：1976年10月24日。患者畏寒肢冷10余年，冬令非炉火不温，易惊恐，艰寐，头额痛，鼻咽干燥，口疳，便软，脉弦小，舌质暗。久服大量附、桂、姜等温热之品未效，又用桂枝龙牡汤、当归四逆汤等加减，症状未见好转。细查病情，脉证参合，乃属阳损及阴，阴阳两虚，试投二仙汤调补阴阳，以观动静。

仙茅12g，淫羊藿12g，炒当归9g，制熟地9g，巴戟肉9g，山茱萸9g，盐水炒知母、炒黄柏各4.5g，砂仁2.4g（后下）。14剂。

【病症诊断】

畏寒肢冷10余年。平素较正常人怕冷者即为畏寒，但得温缓解；而恶寒则是得温不缓解。一般认为，畏寒是阳虚的表现。气有温煦作用，出现畏寒，说明人体内气的运动减弱；肢冷的发病机制也一样，不过多了一层考虑，就是脾主四肢。病程10余年，很长，这时要考虑的是"久病必有瘀""久病入络"等。

易惊恐，虽然惊恐伤肾，但容易被惊吓却是胆虚的一个诊断依据。生活当中常说的"看你胆小得，遇点事就害怕"即为胆虚易惊的明证。

头额痛。疼痛的机制：不通则痛，不营则痛，不松则痛。在头额这个部位，只有两种情况，气血不通或气血不足。根据剧烈程度和疼痛的性质很好鉴别：疼痛剧烈为实证，疼痛隐隐者为虚证；胀痛者为气滞，刺痛者为血瘀等。

口疮，是一种以口舌反复生疮、疼痛溃烂为主要特征的口腔疾病，也就是反复性口疮、口腔溃疡。根据颜色可以诊断病性：红者为热，白者为寒。

脉弦小，弦，为气滞；小，结合症状，为寒缩所致。舌质暗，为血瘀所致。这里如果有舌苔的情况则更好。

现在，我们综合一下上面的诊断：胆气虚弱；肝气郁结；脾虚不运，津液布散失常；且有瘀血内阻。

然后，我们再往下看。

久服大量附、桂、姜等温热之品未效，应为药不对证。

又用桂枝龙牡汤、当归四逆汤等加减，症状未见好转。桂枝龙牡汤是由桂枝汤加龙骨和牡蛎组成的，具有调阴阳、和营卫、固涩津液的作用，为什么对此患者用这个方，笔者不明白；当归四逆汤是由当归、桂枝、白芍、甘草、通草、细辛、大枣组成，具有温里散寒、养血通脉的作用，用此之后，症状还未好转，这就说明此病症不是由寒滞血脉所致。

细查病情，脉证参合，乃属阳损及阴，阴阳两虚，试投二仙汤调补阴阳，以观动静。中医上将病态分为实性和虚性，实证用通利法，虚证用补益法。既然前面的医生用通利法不效，说明患者为虚证，所以，张伯臾先生用补益法进行治疗，看看上面的"试投"二字就可以知道。

临床上有一种治法，叫作试验性治疗，中医、西医都有，是指在诊断不是很清楚的时候，要"试投"小量药物，以观疗效。

【处方分析】

由于是试验性治疗，所以，药量相对较小，这点，看看后面的用量就可以知道。

本处方为二仙汤加熟地黄、山茱萸和砂仁而成。熟地黄、山茱萸滋阴补肾，以达到阴阳之量平衡的双补；砂仁醒脾，刺激后天之本，使其更好地发挥功能。

这里有个问题：既然二仙汤本身就是阴阳双补的方子，为什么不加大知母、黄柏的用量？这是因为患者本身就"畏寒肢冷"，如果还用过量的寒凉之药，必

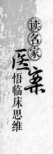
然会导致患者"不温",所以,增加其他属性为温热的滋阴药以阴阳双补,效果更好。

【用药之妙】

处方中的知母和黄柏,炒,是为了减弱其"寒"性;盐水炒,则是为了更好地入肾。用炒当归,则是为了缓和当归活血之力,使养血之力绵绵,效力时间增强。

我们都知道"虚不受补",就是对于虚弱之人,应用补药的时候,应从小量、力弱的药开始,不能一上来就大剂量地进补,否则就会"适得其反"。

生活当中,大病之后,都要以少量、多次、容易消化的食物慢慢调理,有谁见过生病的人大鱼大肉地"海吃"?这都是对"虚不受补"原则的掌握应用。

焦树德先生在《用药心得十讲》中谈道:"白扁豆补脾不腻,化湿不燥,对脾胃虚弱或大病后,初用补剂时,先用扁豆,最为合适,能调养正气而无饱闷之弊。"

张伯臾先生在处方中先用了炒当归,也应该有此意,看看后面的处方,用的是生当归,就可以知道。

二诊: 1976年11月10日。

患者药后畏寒减轻,口疮已愈,头晕,脉舌如前。

原方加紫石英30g(先煎),鹿角片9g。14剂。

【病症诊断】

药后畏寒减轻,说明有效。有人会问:按照前面的诊断,应该补胆疏肝、健脾布津、少佐活血才对,可为什么张伯臾先生用了阴阳双补之法后也有效?

这就是治疗思维的不同。人体之病,从病因来说可分为邪实和正虚。中医上常说"扶正祛邪",对于此患者而言,邪实不甚,故而,扶正之后,人体自我抵抗力、调节力增强,这样就能间接地达到祛邪的目的。还有一个原因:畏寒是得温缓解的病症,现在用了补阳药而为人体补"火",畏寒岂能不缓解?

口疮已愈。中医认为,肾水在下,心火在上,水火相济,人则平安。一旦阳气不足,肾水寒凉,使得上行之水量减少,吸引下行之火量也相应减少,这样,就导致一部分火"炎上"而出现口疮。临床上绝大部分的口疮就是这样造成的。用补阳药之后,肾水得温,上行之水量增多,吸引心火下降,这样,口疮即愈。我在临床上常给口疮患者用一味肉桂泡水代茶饮,效果不错。口疮发作时,用生姜汤漱口，可很快止痛。

头晕，应为虚所致。脉舌如前，对于舌脉，中医更多的是定性而不定量。

【处方分析】

此次处方，加用两味药，紫石英和鹿角片。

紫石英性温，有镇静安神、降逆气的作用。《本草再新》中言它有"养血祛湿"的作用；鹿角片，补肾阳、益精血、强筋骨、行血消肿。加用此两药，增强温补之功。

【用药之妙】

张伯臾先生此次，加用紫石英，甚是妙极。①药已见效，继服就是，不过，考虑到头晕为虚所致，没有直接滋补，而是间接补虚。一个人干了一天活，很累，怎么办？休息即可。一个感冒患者，头晕身困，怎么办？多休息睡觉。所以，休息睡觉是人体自身补虚的一个办法。紫石英，安神养血，应用之后，让人体休息睡觉而"扶正"，是不是很妙？前面的药物都是扶正，这里再用紫石英扶正，全方浑然一体。②上为阳，下为阴。畏寒肢冷之人，腿脚更甚。补阳温热之药，应用于人体，"火性炎上"，所以，上半身更容易温热。对于下半身之寒，没有引导药，则效果不是很好，现在，加用紫石英，质重下沉，引温热之药下行，可使腿脚更快地温热，此为又一妙。

加用鹿角片，也是很妙。用药应动静结合，补泻结合。前面所有药，只有当归和砂仁为动药，且当归为炒制，砂仁量太小，不足以使补药快速发挥作用。加用"血肉有情之品"的鹿角，补阳活血，增加动药之力；鹿角生用，具有散热之功，一方面可以解除病久之郁热，另一方面可以使其他温阳药之"热力"发散而快速达部位。一药三用，很不错。

三诊：1976年12月8日。

患者阴雨天仍有怕冷感，过烦则失眠，心悸不宁，舌淡红，脉弦滑。原方损益。

仙茅15g，淫羊藿15g，炒知母、炒黄柏各4.5g，巴戟肉12g，当归12g，鹿角片9g，炙龟甲15g（先煎），酸枣仁9g，炒川芎6g，淮小麦30g，煅龙骨30g（先煎）。14剂。

【病症诊断】

舌淡红，质暗之色已经消退，一方面是活血药物的作用，另一方面是温热药

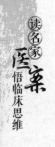

的作用，因为"血得温则活，得寒则涩"。这里，淡主虚，红主热。脉弦滑，弦为气滞，滑主痰湿。由于脉上没有出现热象，所以，舌和症状诊断出来的热应为郁热。

原方损益，遵法继用。

【处方分析】

前方将炒当归变成生当归，去掉熟地黄、山茱萸、砂仁和紫石英，加上炙龟甲、酸枣仁、炒川芎、淮小麦和煅龙骨，并增大了剂量，这样，阴阳双补，活血安神的作用大为增强。

【用药之妙】

1.酸枣仁和煅龙骨 它们都有很好的安神作用。安神之妙，如前文所述。从这里更可以看出，前面处方中紫石英所起的作用是安神。所以，恢复正气，安神休养至关重要。

2.炒川芎 川芎活血的作用很强，容易伤阴血，而炒制之后，使得活血作用绵柔。

3.淮小麦 养心安神，功同酸枣仁、煅龙骨。

四诊：1977年1月18日。

叠进二仙汤加减调治后，患者晴天不怕冷，阴雨天形寒亦减大半，四肢已温，夜半时偶有肢麻，脉小弦，舌淡红胖。肾脏阴阳两亏渐复，脾有蕴湿未化，续予效法，参入健脾化湿之品以善后。

仙茅15g，淫羊藿15g，炒知母6g，全当归15g，巴戟肉12g，赤茯苓12g，福泽泻15g，生米仁30g，指迷茯苓丸9g（包煎）。14剂。

【病症诊断】

叠进二仙汤加减调治后，晴天不怕冷，阴雨天形寒亦减大半，四肢已温——正盛邪退，病情明显好转。

夜半时偶有肢麻。麻，为气血不通所致。半夜，为阴气最盛的时候，此时，气血流动缓慢。从这里可知，患者仍为阳气不足，气血不畅。生活当中，有人跷二郎腿后会出现腿麻，这就是因压迫所致的气血不畅。

脉小弦，小，仍为寒所致；弦为气滞。

舌淡红胖，淡为虚；红为郁火；胖为水湿郁滞。

这里有一个问题：患者的水湿是怎么来的？

一是患者开始就有脾虚不运的情况存在；二是土克水，脾为土，肾为水，前面的病情是脾虚肾亦虚，后面随着治疗的进行，只是补肾而没有健脾，使得水旺之后反而侮土，这样一来，土则更加虚弱。脾主运化，水液不运，凝聚成湿。

肾脏阴阳两亏渐复，脾有蕴湿未化，续予效法，参入健脾化湿之品以善后。肾脾双补，先天之本和后天之本同时补益，兼消水湿。

【处方分析】

二仙汤补肾之阴阳，茯苓、泽泻、薏苡仁健脾清热利湿，指迷茯苓丸燥湿和中、化痰通络。诸药合用，扶正祛邪同时进行。

脾为后天之本，患者在康复期脾功能的正常很是关键；此时患者表现出脾虚湿盛的情况，由此两点，健脾祛湿为正治。

【用药之妙】

1.**泽泻** 泻肝、肾之火，逐膀胱、三焦之水，既能防止仙茅、淫羊藿、巴戟天之热，又能消除水湿，减轻脾的负担。

2.**赤茯苓** 我们常用的茯苓为白茯苓，具有利水渗湿、健脾宁心的作用，而赤茯苓却具有渗利湿热的作用，对于"舌红胖"的表象具有很好的治疗作用。

3.**生米仁** 即生薏苡仁，具有健脾、利湿、排脓、舒筋的作用，既能健脾而调治病之根本，又能利湿而消除表象。

也许有人会问：清利湿热的药物很多，如车前子、滑石、萹蓄、瞿麦等，为什么不选那些？这是因为它们虽然能利湿除热，但没有健脾之功。

4.**指迷茯苓丸** 由茯苓、枳壳、半夏、芒硝、生姜组成，具有燥湿和中、化痰通络之功，既可以治疗痰饮留伏的筋络挛急、臂痛难举之证，又能治疗中焦停痰、伏饮之证。张伯臾先生应用此成药，想法可能有二：一是治疗"舌胖"的中焦伏饮；二是考虑到"肢麻"是由痰饮留伏而血脉不通，加上阳气不足，气血运行缓慢所致。

虚人外感

白某，女，55岁。

一诊：1972年7月19日。患者消化道出血后，体虚未复，又感风邪，发热4天不退，体温39.3℃，恶寒，有汗不解，口不渴饮，苔薄白，脉浮小数。虽在夏

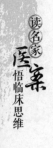

令炎热，仍应桂枝汤加味。

川桂枝4.5g，炒白芍9g，生甘草4.5g，鲜藿香、鲜佩兰各3g，茯苓9g，白豆蔻3g，鲜荷梗1支。2剂。

【病症诊断】

首先，我们来诊断疾病。

消化道出血后，体虚未复，又感风邪，乃为血虚外感。

人体生病的原因有三种，古人将其分为外因、内因和不内外因。外因是六淫致病；内因是情志所伤；不内外因是饮食劳倦、跌仆金刃以及虫兽所伤等。我把它归为气候因素、精神因素和生活因素。六淫致病是气候因素；情志所伤是精神因素；饮食劳倦、跌仆金刃以及虫兽所伤等都属于生活因素。这位患者找张伯臾先生治疗的就是因气候因素引起的疾病。

古人将自然界的气候归纳为六种，即风、寒、暑、湿、燥、火，通常把它称为六气。这六种气候的正常变化，在人的适应能力下，一般不会致病，但气候如果出现异常变化，如冬天过于寒冷、夏天过于炎热，或冬天不冷反而很热、夏天不热反而很凉等，当人体适应不了的时候，就会致病。当六气变成致病因素的时候，便称为六淫。还有一种情况，就是气候的变化虽然正常，但有些人的适应力低下，同样也能引发疾病，如夏天的中暑、春天的伤风、冬天的受寒等，也属于六淫致病。本例患者的身体虚弱，感受风邪，就属于后一种情况。

现在，我们来看这位患者的症状。

发热4天不退，感受外邪，正邪交争而为热。恶寒，有一分恶寒，就有一分表证。恶寒和畏寒都是怕冷，但它们是两个不同的概念，恶寒是加衣被、取暖不缓解；而畏寒是加衣被、近火可缓解。有汗不解，外感表证的有汗、无汗是应用麻黄汤和桂枝汤的一个最主要的鉴别点。

苔薄白，健康之人，应该是淡红舌、薄白苔，这里没有说舌质，只说舌苔，也是说明没有火邪存在，如果出现黄苔，则说明有火邪侵袭。

脉浮小数，浮脉主表证；小，为失血体虚之脉，也是"寒则收引"所致之脉；数，一般来说是主热证，但是，很多时候其他的病证也会出现数脉。如1989年的《中医杂志》上，高辉远医师所言："临床上有的心脏病患者，因心功能不全而致'心力衰竭'，其脉一息六至七至，甚可八至九至，此时不可以脉数为热，有力为实热、无力为虚热。根据患者心悸、气短胸闷、舌淡等心气虚之象，施以益气养心、调和营卫之方药，往往奏效。有一次学生为之疑惑，脉数为何用桂枝？我释之曰此脉数非为邪热，乃心阳虚弱，心气鼓动无力，以数而济之，故温心阳、通心气，正和病机。"

仍应桂枝汤加味。急则治其标，缓则治其本，此例患者是感受风邪致病，所以，祛风解表为第一。桂枝汤为治疗有汗表证第一方，不能畏于高热而不用。

我再说说桂枝汤。桂枝汤出自张仲景的《伤寒论》，原方为"桂枝三两（去皮），芍药三两，甘草二两（炙），生姜三两（切），大枣十二枚（擘）"。

张仲景详细解说了用法：上五味，㕮咀三味。以水七升，微火煮取三升，去滓。适寒温，服一升。服已须臾，啜热稀粥一升余，以助药力。温覆令一时许，遍身漐漐微似有汗者益佳，不可令如水流漓，病必不除。若一服汗出病瘥，停后服，不必尽剂。若不汗，更服，依前法。又不汗，后服小促其间。半日许，令三服尽。若病重者，一日一夜服，周时观之。服一剂尽，病证犹在者，更作服。若汗不出，乃服至二三剂。禁生冷、黏滑、肉面、五辛、酒酪、臭恶等物。

㕮咀：是碎成小块的意思，㕮咀三味，就是说把桂枝、芍药、甘草都要切成小块，这样做在水煮时更有利于药物有效成分的煎出。

须臾：很短的时间。

啜：是大口喝的意思。

温覆：加盖衣被，取暖以助发汗。

漐漐：音折折，汗出极少，量为全身湿润。

小促其间：适当地缩短服药间隔时间。

周时：一日一夜二十四小时称为周时。

五辛：《本草纲目》中以小蒜、大蒜、韭、芸苔、胡荽为五辛。这里当指香窜刺激性气味的食物。

酪：指动物乳类及其制品。

恶臭：指有特异性气味或不良气味的食品。

所以，大意是说将桂枝、甘草、白芍切成小块，将生姜切开、大枣掰开之后，用小火慢慢煎煮，大概1~2个小时之后，去渣，等温度适中的时候服用1/3。很短的时间内还要大口喝同等量的热稀饭，然后加盖衣被卧于床，等全身有微汗的时候就可以了，不能出太多的汗，否则，病还是不能去除。如果服用一次，病好了，那就不用再服药了。如果没有出汗，那就再根据前面的办法继续服用1/3，如果还没有汗，这时就要缩短服药间隔时间，半天的时间要把煎出的药全部喝完。如果病很重，就需日夜服用，观察疗效。如果一剂药喝完了，而病症还在，就要再煎

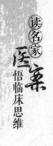

再服，如果还是不出汗，可以服用两三剂。要注意的是，在服药过程中，禁生冷、黏滑、肉、面食、香窜刺激性的食物、酒、奶制品、特殊及不良气味的食品。

桂枝汤主治风寒外袭，头痛发热，微恶风寒，脉浮弱，自汗出，鼻鸣干呕，杂病的自汗、盗汗、虚痫等。上海著名老中医张耀卿谓："桂枝汤为张仲景一百一十三方之主方，有扶正达邪之功。方中桂枝、生姜辛通卫阳；芍药、大枣和营敛阴；甘草调和阴阳。又桂枝、甘草辛甘扶阳；芍药、甘草酸甘化阴；桂枝、芍药调和营卫。"他归纳桂枝汤的功用为：调和营卫；解肌发汗；阳虚自汗；胃阳不足；奔豚气喘；少腹虚寒疼痛；风湿痹痛；虚喘；小儿慢脾风；滋阴和阳；冻疮；外科阴证。有人用桂枝汤加当归、制川草乌治风寒湿痹；桂枝汤加青蒿、白薇治原因不明之低热，辄能应手取效。

我记得有本伤寒方临床应用方面的书，里面谈到桂枝汤："经过大量临床验证，90%的感冒都可用桂枝汤取效。"其实，我们只要排除火热之邪（暑邪也属热）致病，对于感冒，都可以应用，因为"邪之所凑，其气必虚"，桂枝汤不但能祛风寒，还可以补气血，既能祛邪又能扶正，一举两得，甚好。

关于桂枝去皮的问题，名医张锡纯先生谈道："《伤寒论》用桂枝，皆注明去皮，非去枝上之皮也。古人用桂枝，惟取当年新生嫩枝，折视之内外如一，皮骨不分，若见有皮骨可以分辨者去之不用，故曰去皮，陈修园之侄鸣岐曾详论之。"

甘草炙用，在于增强补气作用。

【处方分析】

下面，我们再来看看张伯臾先生的处方：川桂枝4.5g，炒白芍9g，生甘草4.5g，鲜藿香、鲜佩兰各3g，茯苓9g，白豆蔻3g，鲜荷梗1支。2剂。

前面说了桂枝汤的原方是桂枝、白芍、甘草、生姜、大枣，这里应用桂枝汤却去掉了生姜和大枣，什么原因？

这就是处方用药时一定要做到有方有药，不能有方无药或有药无方。看看这位患者，出血之后体虚感冒，大枣虽能补气，但过于燥烈，更伤阴血，故而，应该去掉。想想看，生活当中好多人晚上吃了一些大枣之后，早上起来嘴唇起泡，就是这个道理。由于患者本身就有出汗的情况，而生姜辛温宣散，发汗力强，故而，应舍弃不用。

7月，通常为阴历的六月，这个时间属于中医的"长夏"，长夏多湿，故而处方用药时要考虑这点。从这个处方来看，张伯臾先生的用药就有这个特点。由于这位患者是长夏发病，高热不退，病因为感受风邪；病位在表；病态为体虚兼有邪实；病性为寒；表象为发热恶寒、出汗，所以，处方时要补虚去实，消除表象。根据病机加症状的处方格式，我们来看：白芍养阴补血而补虚；桂枝祛风解表而去实；甘草清热；藿香、佩兰、荷梗以解热。由于脾胃为后天之本，祛邪的同时更应固本，所以加用茯苓健脾、白豆蔻醒脾，正气强盛，抗邪自然有力。

这个处方还有两个特点：一是由于患者是因寒导致的发热，故而用药时不能"以寒除热"，而要以"温或平性"的药物来除热，藿香性温，甘草、佩兰、荷梗均为平性之药，它们都有清热解热之功，可以很好地消除表象；二是兼顾季节气候，长夏多湿，藿香、佩兰、荷梗、白豆蔻、茯苓都可以祛湿。

吴鞠通说过，"上焦如羽，非轻不举"，意思是说人体上部的疾病一定要用质轻量小的药物来治疗，原因是它们能上升而达上焦，就如水中之物，质重者下沉，质轻者上浮一样。外感表证，也要"因其轻而扬之"，所以，张伯臾先生处方，量小且更多选用质地轻浮之药。

还有，这位患者只开了2剂药，原因是感冒发热的患者，只要药物对证，效果就会不错，高热即退，中病即止是中医的一个原则，看看张仲景的桂枝汤服用方法就更能明白。

【用药之妙】

有人会问：这里为什么要用炒白芍和生甘草呢？

这就是用药之妙：病因为风邪，治疗就是要祛风，白芍能补血养阴，但生用酸味太重，而酸性收敛，所以，生白芍不利于风邪的外出，稍微炒制之后，不但增加温热性能而平病性，更能减少酸味而使风邪外出，一举两得；甘草性平，生用清热之力强，能更好地解除高热这个表象，而炙甘草补气健脾的作用强，急则治标，现在的主要任务是祛风解表、消除高热，所以，用生甘草很是适合。细微之处见功夫，这也是张伯臾先生的过人之处。

二诊：1972年7月21日。

患者恶寒身热，一剂即退，体温36.8℃。但仍汗多，疲倦，脉细弱，舌淡红。风邪已解，营卫未和，正气未复，再拟桂枝加人参汤，扶正以止汗。

川桂枝4.5g，炒白芍9g，生甘草4.5g，太子参12g，浮小麦30g，炒防风6g，陈皮4.5g。1剂。

【病症诊断】

恶寒身热，一剂即退，药物对证，取效甚捷。

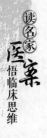

但仍汗多。患者消化道出血后，身体虚弱，所以，出汗是气不固所引起，即气虚不能固摄津液所致。气有五个特点：推动作用、固摄作用、温煦作用、防御作用、气化作用，此例患者出汗是在气虚之后，固摄作用下降所致。

脏腑功能正常，则外邪不侵，内乱不生，这就是"正气存内，邪不可干"。《素问·评热病论》云："邪之所凑，其气必虚。"外邪侵袭人体致病是由脏腑功能低下所引起的，这和生活当中"苍蝇不叮无缝的蛋"是一样的道理。

以上症状应为风邪已解，营卫未和，正气未复，再拟桂枝加人参汤，扶正以止汗。

【处方分析】

用桂枝汤去生姜、大枣继续祛风解表，消除残留；用太子参来益气养阴，消除出汗的病因；浮小麦敛汗，以消除表象；防风既能助桂枝祛除风邪，更能消除气候中的湿对人体的伤害；陈皮，既可健脾祛湿，又能制约太子参的滋腻，也是一举两得。这里只开了一剂药，原因就是中病即止。

【用药之妙】

1. **太子参**　补气的药物很多，如黄芪、人参、白术、大枣等，为什么张伯臾先生要选用太子参？

这是因为太子参不但有补气之效，更有滋阴之功，药效比较温和，而其余的药物过于燥烈，虽有补气之功，但易伤阴血。

2. **浮小麦**　用量相对较大，这是敛汗的必要之品。出汗，虽是津液的外出，更是气的外泄，所以，用大剂量之后，药效增强，方有一剂汗止的疗效。

在《陕西中草药》里有一个治疗自汗的验方：太子参三钱，浮小麦五钱，水煎服。这里的太子参效同本处方中的太子参。

3. **炒防风**　一般情况下，我们常用生防风，祛风解表之力强，而炒制之后，祛风之力减弱，祛湿之功增强，由于患者现在的情况是风邪已经很弱，不需要更多的力量去消除，故而，这里用炒防风。

本处方中的防风还有一个妙用，是帮助其他药物更快地发挥作用。中药应用有四个原则——阴阳结合、气血结合、动静结合、补泻结合，处方中的太子参和浮小麦都是静药，需要动药的推动，取效才快，而防风就是这个动药。

这里，谈谈中药的这几个应用原则。

阴阳结合原则："善补阳者，必于阴中求阳，则阳得阴助，而生化无穷；善补阴者，必于阳中求阴，则阴得阳升，而泉源不竭。"在用药时一定要注意阴阳结合。所以，对于阳虚之人，临床上在用补阳药治疗的同时少佐补阴药，则效果更好；同理，对于阴虚之人，在用滋阴药物治疗的同时，少佐补阳药，效果也会更好。

气血结合原则：从气血的关系可知，患者出现血瘀时少佐一些补气理气药则更使血畅；血溢时少佐一些补气药则更使血固；血虚时少佐一些补气药则更使血旺。气虚时佐以补血药可以使气有所藏，更好补；气滞时佐以补血药，可消除理气药对人体的伤害等。

动静结合原则：药也有动静之分，理气活血药为动，滋阴养血药为静；补虚药为静，去实药为动。动药易伤人气血，应用之时要佐以静药来补气血；静药进入人体之后不易流通，佐以动药，则更能取效。

补泻结合原则：补为补虚，泻为通利。旧的不去，新的不来。要补虚，不祛浊不行，故而在用补药时少佐通利药则补虚更快；而通利之药更能伤人气血，所以在用泻法时一定要结合补法，这样就可避免治疗不当而致的并发症和后遗症。

其实，应用中药治疗还有两个原则。

一个是"重拳出击"原则：所谓"重拳出击"，就是用比较猛烈之药，并加大其量来治疗，临床上适用于实证患者。治病如打仗，用药如用兵。如果诊断准确，清楚实证堵塞的性质和部位，就必须要用大剂量的作用较猛之药，特别是邪毒侵入人体后出现的实证。如有血瘀者，可以用桃仁、红花、三棱、莪术、乳香、没药、水蛭等，而不是用柔和的丹参、当归、赤芍、鸡血藤等。当然，中药是讲究配伍的，所以，一定要用他药消除或减轻猛药治疗时的副作用。比如槟榔的常用量为6~15g，而对于虫积所致的病证则要用到60~90g，就是这个原因。

另一个是"慢火炖肉"原则：所谓"慢火炖肉"，就是要用小剂量的作用比较温和的药物来进行治疗，适用于虚证。本虚之人，应该慢慢调理，不能着急，否则就"欲速则不达"，不但治疗效果不好，更有可能导致药物性实证的出现。

三诊：1972年7月22日。

患者汗出已止，已思饮食，但面色萎黄，难眠，脉细弱，舌淡红。客邪退后，气血两亏，心脾同病，神不守舍，再调养心脾而补气血。

党参9g，黄芪12g，炒白术9g，茯苓9g，炙甘草6g，炒当归9g，炒枣仁9g，炙远志4.5g，鸡血藤15g，制首乌15g，陈皮4.5g。4剂。

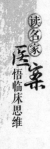

【病症诊断】

面色萎黄，难眠，脉细弱，舌淡红，乃气血两亏，心脾同病。此时表证已解，缓则治其本，补气养血为要。

【处方分析】

党参、黄芪、白术、茯苓、甘草、陈皮健脾益气；当归、鸡血藤活血补血；何首乌滋阴养血；酸枣仁和远志安神。

这里有一个问题：前面谈了黄芪和白术，包括陈皮都有点燥，患者本身血虚，还用这么燥烈的药物，这不是更伤阴血吗？

其实，这也是中药的一个配伍问题：党参不但补气更能滋阴；当归和何首乌不但补血，更能养阴，这样就消除了他药所造成的副作用。

哮　喘
（支气管哮喘）

陆某，男，36岁。

一诊： 1975年12月10日。患者哮喘今冬复发迄今已2个月，入夜发作尤甚，胸闷汗出，喉有水鸡声，妨碍睡眠，清晨略咳，咳吐稠痰后始适，口干倦怠，舌边红，苔薄少津，脉细滑。阴虚之体，痰浊易于化热，冬令风寒之邪引动宿疾，郁阻于肺，肺失宣肃之常，宜宣肺清热化痰。

嫩射干9g，净麻黄6g，光杏仁9g，生石膏18g（先煎），生甘草4.5g，瓜蒌皮12g，天竺子15g，佛耳草18g，枇杷叶12g（包煎）。5剂。

【病症诊断】

哮喘今冬复发迄今已2个月，说明宿疾新发。入夜发作尤甚，说明是痰湿、水饮、瘀血等阴邪作祟。清晨略咳，因白天为阳，晚上为阴，清晨人体的阳气也增强，正可压邪，故而，阳气可以制约痰湿等阴邪。

咳吐稠痰后始适，说明是稠痰作怪。由此可知，只要把痰除掉，患者痛苦即减。这里没有说明痰的颜色。痰，在临床上有狭义之痰和广义之痰两种，狭义之痰是我们能看见的由口而出的痰，一般可分为四种：热痰、寒痰、风痰、燥痰。颜色清白，容易咳出者为寒痰；颜色稠黄，容易咳出者为热痰；颜色稠黄，不容易咳出者为燥痰；颜色清白，不容易咳出者为风痰。广义之痰的性质是由表现出的病症性质决定的：病症性质为热的，广义之痰就属热性；病症性质为寒的，广义之痰就属寒性。

口干，结合其他症状，应为津液不足所致。倦怠，为气虚所致。舌边红，因舌尖属心肺、舌边属肝胆、舌根属肾、中间属脾胃，肝主疏泄而调气，现在有热，说明气滞化热。苔薄，稠痰致病，苔应厚，寒痰白厚，热痰黄厚，而该患者出现薄苔，结合前面的"口干"可知，口中津液不足，所以，舌苔很薄。

脉细滑，气虚、痰湿内阻、阴血不足均可致细脉；滑为痰湿。由于脉上没有热象，所以，前面的舌红为郁热。

综上所述，口干、苔薄少津，为气虚不运加内有郁热所致；而痰湿内阻是导致气虚、郁热的根本原因；痰湿内阻更可导致气滞，气滞之后，出现胸闷。

"脾为生痰之源""肺为贮痰之器"，治痰之法，健脾为本，宣肺为标。对于此证，痰出则舒，所以，宣肺排痰为急。

【处方分析】

麻杏石甘汤加射干、瓜蒌皮、天竺子、佛耳草和枇杷叶以宣肺排痰、清解郁热。

麻杏石甘汤是《伤寒论》中的方剂，其条文为："汗出而喘，无大热者，可与麻黄杏仁甘草石膏汤。"本方组成就是方名中的四味药，具有辛凉解表、清肺平喘之功。

【用药之妙】

1.麻黄　具有宣肺利水、止咳平喘之功，既能助肺排浊，又能消除表象之喘，一药二用，很是不错。生用，宣肺平喘之力尤甚。

有人会问：麻黄为发散风寒药，为"发汗之最"，对于有汗之表证是不能用的，现在，患者有汗出现象，怎么能用麻黄？

麻黄用于治疗风寒表证，如果患者有出汗现象，则不能用，但现在是用麻黄来宣肺平喘，所以，有汗也可以用，不过，要有抑制之品，即本处方中的生石膏。

2.杏仁　具有降气除痰、止咳平喘之功，和麻黄相须为用，一个肃降，一个宣散，胸中之气得以畅排，咳喘很快就会缓解，所以，前人经验说"麻黄以杏仁为臂助"。

3.生石膏　一者清解郁热，消除舌红的表象；一者制约麻黄的发汗；一者生津止渴，消除口干、苔薄少津的表象。

4.生甘草　一者清热，一者健脾。

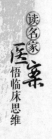
5.**瓜蒌皮**　瓜蒌，能涤荡胸中的郁热，消除肺经的痰结，清上焦之火，主要有清热化痰、宽胸降气、润肠通便的作用。瓜蒌皮偏于宽胸降气，瓜蒌仁偏于降痰及消肠痈，全瓜蒌偏于宽胸降气、润肠通便及消乳痈。

6.**天竺子**　味酸甘而性平，善于敛肺镇咳，常用于久咳气喘、百日咳等。

7.**佛耳草**　又名鼠曲草、追骨风，具有祛痰、止咳、平喘、祛风湿的作用。

8.**射干**　具有清热解毒、消痰散结的作用，对于咽喉肿痛、肺热咳喘效果不错。这里应用，不但清热、消咳喘，更能利咽而顺气，很是巧妙。

9.**枇杷叶**　具有下气降火、清热化痰之功，对于痰热的咳嗽、呕逆吐哕效佳。

现在，再看一下整个处方，会发现既能除痰、清热、散气（有向外的麻黄，有向下的杏仁、枇杷叶，有直接顺胸中之气的瓜蒌皮），又能敛肺而防止耗散太过，标本兼治的同时固护肺气，祛邪而不伤正。

二诊：1975年12月15日。

患者药后哮喘即平，胸闷亦舒，夜寐得酣，清晨咳痰亦少，口干，舌边红，苔黄，脉象小滑。痰热渐化未清，仍应前法加减。

南沙参12g，清炙麻黄4.5g，光杏仁9g，生石膏15g（先煎），生甘草4.5g，天竺子12g，佛耳草15g，嫩紫菀9g，款冬花9g。7剂。

【病症诊断】

清晨咳痰亦少，口干，舌边红苔黄，脉象小滑，说明痰热渐化未清，仍应前法加减。

【处方分析】

前方去掉射干、瓜蒌皮和枇杷叶，加用南沙参、紫菀、款冬花，且其他的药物用量有所减少，并把生麻黄改成清炙麻黄。

中医里有个词叫作"中病即止"，一诊处方用药，效果很是不错，现在剩有的余邪，只需轻治即可。

【用药之妙】

1.**麻黄**　生麻黄改为炙麻黄，减少宣散利水之力，增加了止咳平喘之功。

2.**南沙参**　可补脾肺之气，肺气得补，宣降正常，则咳喘不作；脾气正常，则水湿得运，痰湿不生。南沙参善于润肺止咳，常用于肺阴虚有热之久咳、干咳。

3.**紫菀、款冬花**　紫菀，辛而不燥，润而不寒，补而不滞，无论内伤、外感所致的咳嗽，都可以应用。款冬花温肺化痰，止咳平喘，对于久咳之证，尤为适宜。二药合用，止咳效果很是不错。

三诊：1975年12月22日。

患者哮喘未发，咳痰亦止，寐安纳增，精神转佳。脉细，舌红苔薄。痰热虽化，肾阴素亏，肺伤未复，再宜调补肺肾以图本。

潞党参12g，北沙参12g，大麦冬9g，五味子4.5g，制熟地12g，怀山药12g，制首乌12g，云茯苓9g，炒丹皮9g，川贝母3g（研冲），佛耳草15g，炙款冬花9g，冬虫夏草6g。14剂。

上药14剂，一次浓煎，加纯蜜180g、白冰糖240g收膏，每早晚用开水冲服一匙。

【病症诊断】

脉细，由于痰湿已除，所以应为气虚或阴血不足所致。舌红苔薄，说明还有郁热。痰热虽化，肾阴素亏，肺伤未复，再宜调补肺肾以图本，这是从素体旧疾方面来谈的。

【处方分析】

党参、山药、茯苓健脾利湿，消除痰湿产生的根源；沙参、麦冬、五味子、熟地黄、何首乌滋补肺肾；牡丹皮以清里热；贝母、佛耳草、款冬花、冬虫夏草以除痰止咳平喘。纵观全方，标本兼治，扶正祛邪。

这里更要注意用药方法：制成膏剂冲服。慢病需要慢养，如果没有合适的中成药，那么，仿照张伯臾先生的膏剂制法，很是巧妙。

【用药之妙】

1.**北沙参**　沙参有南、北之别，二诊处方中用了南沙参来补脾肺之气，这里用的是北沙参。北沙参善养肺胃之阴，特别是养胃生津，适用于热病后期或久病阴虚内热。

2.**牡丹皮**　具有凉血活血之功，善治血中伏火，对于血中郁热之证，效果不错。

痰　饮
（慢性支气管炎继发感染，肺源性心脏病心力衰竭）

姚某，女，75岁。

一诊：1975年11月15日。患者素有痰饮，近加外感，咳嗽气急口渴，自觉内

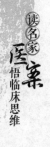
热，高年心气不足，四末欠温，水湿滞留于下，二足浮肿，脉小数促，苔薄白腻。正虚邪实，寒热夹杂，拟标本兼治，益心气而清化热痰。

净麻黄4.5g，光杏仁9g，生石膏24g（先煎），炙甘草3g，党参9g，熟附子9g（先煎），炙苏子9g，开金锁30g，鱼腥草30g，防己12g，泽漆18g。2剂。

药后诸恙均减，前方连服5剂。

【病症诊断】

素有痰饮，乃旧有疾患，一定要注意。近加外感，考虑发病季节，应为风寒。咳嗽气急，应为风寒束表。口渴，自觉内热，乃素有痰饮，郁而化热。正常的津液一部分转化成痰饮，所以津液不足；热灼津液而口渴。高年心气不足，四末欠温，水湿滞留于下，二足浮肿，应为心脾肾虚所致。

脉小数促，小为寒；数为热；促，为"脉数而时一止"，主阳热亢盛、气滞血瘀、痰饮食积等。这里，应主痰饮。苔薄白腻，白为寒，腻为湿。

综上所述，内有痰饮郁热，外受风寒。

【处方分析】

麻黄发散风寒；甘草、党参、附子健脾补肾；生石膏清郁热；杏仁、苏子、开金锁、鱼腥草止咳化痰；防己和泽漆利水消肿。

全方共用，既治本，又治标；既治疗病因，又治疗表象。

【用药之妙】

1.**党参** 脾为生痰之源，党参益气健脾，消除痰饮产生的根源。

2.**附子** 具有温里散寒、补肾祛湿之功，对此年高之人既能扶正，又能气化痰饮，更能防止生石膏、鱼腥草之过寒对人体造成伤害。

3.**苏子** 味辛性温，具有下气平喘、消痰止咳、利膈开郁之功，既能消除旧有的痰饮，又能平复现有的咳嗽。经过炒炙之后，下气之力减弱，化痰止咳作用增强。

4.**开金锁** 又名野荞麦，有清热解毒、散风化痰、活血散瘀、健脾利湿之功，对于咽喉肿痛、肺热咳嗽、肺痈痰臭、风湿痹痛、关节不利等病症疗效好。这里应用，既能助麻黄宣散，又能祛痰，更能健脾而治痰之本。

5.**鱼腥草** 有清热解毒、祛痰排脓、利尿通淋之功，既能清化痰热而止咳，又能利尿而消肿。

6.**防己** 有利尿消肿、祛风止痛的作用，一般认为，汉防己的利尿消肿作用比较强，木防己祛风止痛作用比较强。这里用的应是汉防己。

7.泽漆　有利水消肿、化痰止咳、散结的作用，上能治疗痰，下可治疗浮肿。

二诊：1975年11月22日。

患者咳嗽减轻，气急渐平，咳痰亦少，胸闷不痛，心悸且慌，四肢渐温，脉细数不匀，舌质暗。太阴痰热日见清化，心气亏损亦得好转，再拟养心活血佐以化痰。

熟附片9g（先煎），党参12g，炙甘草6g，当归15g，麦冬9g，炒川连2.4g，丹参15g，红花6g，木防己12g，泽漆15g。5剂。

【病症诊断】

咳嗽减轻，气急渐平，咳痰亦少，胸闷不痛，为痰去气顺，病情自然缓解。心悸且慌，心主血脉，血量不足，心功能代偿性增强，自然出现心悸、心慌。四肢渐温，乃阳气渐复。脉细数不匀，细主痰湿，也主虚。舌质暗，暗为血瘀。太阴痰热日见清化，心气亏损亦得好转，再拟养心活血佐以化痰。太阴，指的当是手太阴肺。标本兼治的同时，加用治疗表象的药物以善后。

【处方分析】

附子温肾补阳；党参、炙甘草健脾益气；当归、丹参活血补血；麦冬滋阴清润；川黄连清心泻热；红花活血；木防己祛风除湿；泽漆化痰止咳、利水消肿。

【用药之妙】

1.当归、丹参、红花　补血，可消除舌质暗的表象；活血，可以利水消肿。

2.麦冬　有滋阴清润的作用，既可消除郁热，又能养阴而消除心悸、心慌的表象。

3.黄连　既能清火而消除郁热，又能燥湿而除痰。毕竟黄连为苦寒之品，用于平病性有些不合适，所以，这里用量很小。

心悸1

（早搏）

例1　频发性交界性早搏

杨某，男，43岁。

一诊：1974年10月23日。患者素有肝病，阴液内耗，近1个月余，胸闷、心

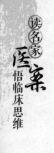
悸而烦等症加剧，夜寐欠安。心电图提示：频发性交界性早搏，伴差异传导，呈二联律、三联律。曾服多种西药未效。舌红，脉细结代。心阴亏虚，血行不畅。当拟养阴活血调治，兼见干咳，佐以润肺止咳。

南沙参、北沙参各9g，麦冬9g，炒枣仁9g，五味子3g，炙甘草6g，全当归15g，杜红花6g，桑叶、桑白皮各9g，炙百部12g，枇杷叶12g（包），磁石30g（先煎）。10剂。

【病症诊断】

现在，我们来分析一下患者的情况。

素有肝病，阴液内耗。旧有疾病，影响体质，必须考虑。近一个月余，胸闷、心悸而烦等症加剧。胸闷，为气滞所致；心悸而烦，为虚热所致。夜寐欠安。心主血脉而藏神，血虚则神不藏。舌红，红为有热所致。

脉细结代。细，为阴血不足所致；结者，滞也，结脉往来迟缓，且有不规则的间歇，特点是迟中有止，止无定数；代是止有常数，不能自还，良久复动，所以，代脉是脉搏每隔一定的至数就会出现脉搏间歇，且间歇时间较长，其特点是迟中有止，止有定数，良久复来。

心阴亏虚，血行不畅。当拟养阴活血调治，兼见干咳，佐以润肺止咳。此处又见到患者有干咳的情况，从素病可知，为阴虚所致。

综上分析，此病为阴血不足；血不藏气，气机郁结；气有余便是火，虚火灼津所致。治疗应滋阴泻火，散气止咳。

【处方分析】

沙参、麦冬、五味子滋阴泻火；当归补血；红花活血；桑叶、桑白皮、百部、枇杷叶散气止咳；磁石安神。

【用药之妙】

1.**南北沙参同用** 南沙参补脾肺之气，脾功能增强，运化正常，则饮食物中的营养物质和水液能更快地入血而补血；肺功能增强，则排浊有力，浊气外出，咳嗽即止。北沙参滋肺胃之阴，滋阴可以养血，不但适用于阴虚干咳、心悸心烦，也适用于血不养神之证。

2.**麦冬** 具有养阴清热、润肺止咳之功，和沙参同用，以治病之根本。

3.**五味子** 具有敛肺滋肾、涩精止泻、生津敛汗之功，用在此处方中，不但可以收敛肺气的耗散，也可以生津以治本，更可以使得沙参和麦冬滋补之阴不得耗散，这便是它的妙处。

4. **当归、红花** 久病必有瘀，当归补血的同时活血，红花专一活血，不但可以治疗病之根本，更可以作为动药而使沙参、麦冬、五味子之静药更快地发挥作用。

5. **炒枣仁** 酸枣仁不但补养心肝之血而安神，更能生津敛汗，对于此证，既能治疗血虚所致的心悸、心烦，更能治疗津液不足所致的干咳。炒用之后，兼具醒脾作用，多用于肝、胆、心、脾血虚所致失眠之证。

6. **桑叶、桑白皮** 桑叶有凉血、祛风、清热的作用，既能清除血热，又能祛风而助肺排浊以止咳。桑白皮具有泻肺火、降肺气、利小便的作用，既能祛除虚火，又能利尿而消除滋阴药导致的腻滞。六味地黄丸中的泽泻就是此意。

7. **百部** 具有润肺止咳之功，温而不燥，润而不腻，对新久咳嗽都可以使用。

8. **磁石** 不但可以镇静安神，还可以纳气平喘以止咳。

9. **炙甘草** 调和诸药。

二诊：1974年11月6日。

患者心悸、胸闷减轻，早搏见少，咳呛已瘥，口稍渴，脉弦小偶有结代，舌红尖刺。心肺阴伤未复，燥痰得化，仍守前法进退，仿天王补心丹方出入。

大生地18g，北沙参15g，麦冬9g，阿胶9g（烊冲），炙甘草6g，朱远志6g，生赤芍、生白芍各6g，杜红花4.5g，枇杷叶16g（包），生龟甲18g（先煎），丹参15g，生牡蛎30g（先煎）。20剂。

【病症诊断】

心悸、胸闷减轻，早搏见少，咳呛已瘥，说明药已中病。口稍渴，脉弦小偶有结代。弦脉主肝胆病、诸痛证、痰饮和气机郁滞证，这里的弦脉，应为气滞，至于有无痰饮，由于没有舌苔的情况，所以不得而知。我们看看后面的"舌红尖刺"，说明内热较盛。舌红尖刺，红为火，舌尖为心肺所主。

心肺阴伤未复，燥痰得化，仍守前法进退。病已大为见效，说明治法很对，现在，随着症的改变而稍微更改一下用药，仿天王补心丹方出入。天王补心丹，为滋阴养血、补心安神之剂，由生地黄、麦冬、天冬、当归、五味子、柏子仁、酸枣仁、人参、玄参、丹参、白茯苓、远志、桔梗组成。

【处方分析】

和前处方相比，去掉了南沙参、五味子、炒枣仁、当归、桑叶、桑白皮、百

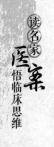

部和磁石，加用生地黄、阿胶、远志、赤芍、白芍、生龟甲、丹参、生牡蛎，增加了北沙参、枇杷叶的用量，减小了红花的用量。生地黄、北沙参、麦冬、阿胶、白芍、龟甲滋阴养血；赤芍、红花、丹参活血；远志安神；生牡蛎滋阴解渴、清热除烦；炙甘草调和诸药。

【用药之妙】

丹参 一味丹参，四物之功，就是说丹参的功效，可以比得上四物汤中当归、白芍、熟地黄、川芎的功用，活血补血效果都很好。

为什么第一次处方中不用丹参而用当归？

原因就是：当归性温，补血的作用大于祛瘀；丹参性微寒，祛瘀的力量大于补血，虽然也有生新血的作用，但补力不如当归。第一次处方以滋补为主，所以，药选当归。

三诊：1974年12月11日。

叠进滋养心阴之剂，患者咳呛、心悸、心慌、胸闷等症均瘥，早搏亦止。复查心电图：正常心电图。舌红乏液，脉弦小。心阴不足，不易骤复，再拟养心阴以善其后。

炙甘草9g，大生地15g，北沙参16g，麦冬9g，阿胶9g（烊冲），炒枣仁9g，丹参15g，川石斛18g（先煎），益母草18g。10剂。

【病症诊断】

叠进滋养心阴之剂，咳呛、心悸、心慌、胸闷等症均瘥，早搏亦止，效果很是不错。舌红乏液，说明还是有火，津液不足。脉弦小，弦为气滞，小为阴血不足。心阴不足，不易骤复，再拟养心阴以善其后，乃为从根论治。

【处方分析】

生地黄、北沙参、麦冬、石斛滋阴泻火；用血肉有情之阿胶来补血；丹参、益母草来活血；炒枣仁养血安神；炙甘草调和诸药，增加用量，更可以健脾益气，补益后天之本。

【学习感悟】

（1）对于久病之人，用滋阴药的同时少佐以收敛药，则阴更得补。

（2）用滋阴药的同时最好佐以利尿药，则补阴而不腻滞。

（3）久病必有瘀，滋补的同时佐以活血化瘀，可起到动静结合之妙。

（4）治病求本，见到弦脉，要分析弦脉出现的原因而治疗之。

例2 频发性室性早搏

张某，女，42岁。

一诊： 1975年5月14日。患者早搏频发已年余，心电图示频发性室性早搏二联律，胸闷，咽干，寐短梦多，舌红，脉结代。心阴不足，气血失和，拟养心阴而调气血。

鲜万年青30g，当归15g，炙甘草9g，瓜蒌12g，薤白头9g，广郁金9g，黄连3g，阿胶9g（烊冲），麦冬9g，杜红花9g，磁朱丸6g（分吞）。连服38剂。

【病症诊断】

早搏频发，胸闷，咽干，寐短梦多，舌红，脉结代，乃为心阴不足、气血失和之征。所以，补心养血、理气除火以治本，安神以治标。

【处方分析】

万年青，清热强心；当归、阿胶、红花，养血补血而活血；麦冬，滋阴泻火；瓜蒌清热宽胸而降气，薤白开心窍而散气，郁金凉血、行气而解郁；黄连能泻心火；磁朱丸可安神；炙甘草不但能调和诸药，更能健脾增强运化，使得饮食物中的营养物质和水液更快地入血而补血之不足。

全方清热泻火、理气开郁、滋阴养血、安心宁神，标本兼治。

【用药之妙】

1. 万年青　为百合科植物万年青的根及根茎，具有清热解毒、强心利尿、凉血止血之功。万年青主咽喉肿痛，白喉，疮疡肿毒，蛇虫咬伤，心力衰竭，水肿鼓胀，咯血，吐血，崩漏。应用万年青，清热泻火为一功，更主要的是有强心作用，这是现代药理研究之后得出的结论。

2. 当归　剂量较大，一方面补血，可治疗心血不足之证；另一方面活血，可使血流加速，减轻"心脏"的负担。处方中红花的功用也是活血而减轻"心脏"的负担。

3. 瓜蒌　能荡涤胸中郁热，消除肺经的痰结，清上焦之火，具有清热化痰、宽胸降气、润肠通便的作用。此处应用，一是平病性；二是降气宽胸；三是消除火灼津液导致的热痰。

4. 薤白　性温，可助胸阳、开心窍、散胸中和大肠气滞，且可活血。此处应用，一是反佐以防止万年青、瓜蒌、黄连清热太过；二是开心窍而治疗"脉结代"；三是散气而治疗"胸闷"的表象。

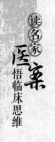

5. **郁金** 具有祛瘀凉血、行气解郁的作用。其中，川郁金的活血化瘀作用优于理气；广郁金的行气解郁作用优于活血。张伯臾先生的处方，选用广郁金以行气解郁，不但可治疗因气滞导致局部"气有余"的火证，更可治疗"胸闷"之表象。

6. **黄连** 具有清热燥湿之功，不但可清心热以治本，更可以疗失眠而治标。

7. **阿胶** 为血肉有情之品，补血最妙。应用时一定要注意烊化服用，即把阿胶捣碎之后，用热的药液溶化或热开水溶化后和其他中药一起服用。

8. **麦冬** 具有养阴生津、润肺清心的作用。此处应用，一可弥补因火灼津液而导致的津液不足；二可清心除烦，一举两得。虽然这位患者没有表现出阴虚津液不足的脉象，但有火邪出现，就必然有津液不足，应用麦冬，是补泻结合用药法的具体运用。

有人会说：麦冬用朱砂拌过，名"朱麦冬"或"辰麦冬"，这样宁心安神作用更好，为什么这里不用？

原因是：朱砂为汞的化合物，有毒，所以，人体用量不能太大。后面张伯臾先生在处方中用到了磁朱丸，里面有朱砂，故而，这里的麦冬就不用朱砂拌了。

9. **红花** 具有活瘀血、生新血的作用，少用则活血养血，多用则破血行瘀，常用量为3~9g，这里用到最大量，所以，红花起到破血行瘀的作用。

也许有人会说：症状和舌脉都没有血瘀的情况，为什么还要用峻猛的破血行瘀药？

久病必有瘀，不是说说就行，而是要随时想到并应用，这位患者"早搏频发已年余"，说明病程较长，故有血瘀的存在；还有，火灼津液的同时，亦会灼血液，血液黏稠不畅，这也是血瘀。

由于心主血脉，活血行瘀之后，血流顺畅，西医上"心脏"的负担减轻，这样，结代之脉也会很快缓解，这也是一味妙药。

10. **磁朱丸** 由磁石、朱砂、神曲三味药组成，具有镇心安神的作用。

二诊： 1975年8月20日。

患者服药后早搏已少，胸闷较舒，3日前经转，早搏又有小发，口干，舌质红，苔薄，脉细结。以前有类似情况，每逢经转早搏频繁，乃系经行血去，心失所养，当宜养血而调经。

鲜万年青30g，炒当归12g，炙甘草9g，瓜蒌12g，薤白头6g，赤芍、白芍各6g，益母草30g，生地黄15g，麦冬9g，川续断12g，桑寄生12g。连服14剂。

【病症诊断】

服药后早搏已少，胸闷较舒，气机趋于和顺。3日前经转，经转是月经来临的意思。早搏又有小发，由此可知，血虚是早搏发作的一个原因。口干，乃血出之后，血虚不能藏气，气有余便是火，火灼津液所致。舌质红苔薄，红为火所致；由于一诊没有舌苔的情况，所以，这里的苔薄就不好分析。脉细结，细，这里为血虚所致；结，为滞而不通。以前有类似情况，每逢经转早搏频繁，乃系经行血去，心失所养，当宜养血而调经。由此更可断定血虚是主因。

【处方分析】

前方去掉郁金、黄连、阿胶、红花和磁朱丸，加用赤芍、白芍、益母草、生地黄、川续断和桑寄生，且将当归变成炒的，用量减少，将薤白的用量也减少。

由于此时的病症更可以准确辨明血虚是现在"早搏"的病因，所以，不利于血虚的药物要尽可能地去掉。郁金、红花行气活血，但伤阴血，所以，应去掉；黄连，为苦寒之品，由于血得温才活、才补，所以，也应去掉；磁朱丸，虽可重镇安神，但具下气之力，由于血的补充在中焦，所以，这个中成药也应去掉。至于阿胶，虽为血肉有情之品，能补血，但其质地黏滞，易阻碍气行，且已经应用了38天，由于补血是在气顺的基础上来补的，故而，要用其他药物来补血。

生当归活血之力较强，炒当归活血之力较缓，补血之力较强。由于胸闷减轻，所以，散气的薤白用量也减少。加用赤芍、白芍、益母草、生地黄、川续断和桑寄生，以活血补血、凉血滋阴、补益肝肾、利关节而祛湿邪。

【用药之妙】

1.**赤芍、白芍**　赤芍活血凉血、消痈肿，此方应用，一是活血而畅通补血之路；二是凉血清热而消除火证。白芍为常用的补血养阴药，应用于血虚之证，效果很好。

2.**益母草**　此例患者行经时病情加重，说明是旧血去而新血不生，而益母草能行瘀血而生新血，为妇产科的常用药，此处应用，很是巧妙。予以重剂，祛瘀生新。

3.**生地黄**　具有凉血清热、滋阴补肾之功，此处应用，一是可以消除火热之证；二是可以滋补阴血，一举两得。

4.**川续断、桑寄生**　续断的主要功效是补肝肾，续筋骨，通血脉，利关节，

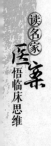

安胎；桑寄生的主要功效是补肝肾，强筋骨，祛风湿，安胎元。

张伯臾先生在此用这两味药，相当妙：第一，要补血，就要先活血，续断有活血之功。第二，火灼津液，就必然产生痰湿，桑寄生有祛湿之功。第三，早搏是"心脏"的异常搏动引起的，外周血管不通，必然要增加"心脏"的负担，而外周血管的病变，更多的是在拐弯的地方，也就是"关节"处，所以，通利"关节"很是重要。续断和桑寄生都有通利关节的功能，关节通利，血流顺畅，"心脏"的负担减轻，早搏就能更快更好地恢复。第四，肝主疏泄，调气调血，要很好地补血，就要气顺血畅，所以，必须增强肝功能；肾为水脏，主津液，肾功能增强，津液充足，血中的营养物质可以更多地自留而不外出，这样就可以间接地补血。而续断和桑寄生能补肝肾。

三诊：1976年1月14日。

患者经行时和活动后早搏偶发，胸闷已舒，气短，舌红转淡，苔薄白，脉细。叠进调养心阴之剂，心阴损伤渐复，而心阳又出现不足之象，当改弦更辙，拟温振心阳、理气活血之剂。

党参15g，熟附块9g（先煎），桂枝6g，炙甘草6g，当归12g，万年青30g，红花6g，桃仁9g，益母草15g，郁金6g，淮小麦6g。连服28剂。

【病症诊断】

叠进调养心阴之剂，心阴损伤渐复，而心阳又出现不足之象，当改弦更辙，拟温振心阳、理气活血之剂。乃有是证，用是药。

【处方分析】

此时患者的情况为阳气不足，血虚所致。党参补气健脾；附子温补阳气；桂枝温通心阳；当归补血活血；万年青强心；红花、桃仁活血；益母草祛瘀血而生新血；郁金理气解郁；淮小麦养心安神。诸药同用，既补阳气，又补阴血；既通阳气，又理气血；既强心，又养心。

【用药之妙】

1.**党参** 具有健脾益气之功，既治疗气短之表象，又能补血而治疗气血不足之病本。

2.**附子** 具有温里补肾、逐寒祛湿、回阳救逆之功，此处应用，即可治疗"苔白"之寒，又可救逆"强心"以治早搏。

3.**桂枝** 有散寒解表、温经通脉、助心阳而温化水饮、横通肢节的作用，此处应用，不但可温通心阳，更可温经通脉。

4.淮小麦 能够养心安神，改善睡眠质量。

四诊：1976年3月3日。

患者早搏未发，动则气短，纳可，寐安，舌红脉细。心阳渐振，气阴两亏，续予调补气阴，以期巩固。

万年青30g，当归15g，炙甘草9g，党参15g，麦冬9g，五味子6g，桃仁9g，红花6g，炒枣仁9g，淮小麦30g。连服20余剂。

【病症诊断】

早搏未发，效果不错。动则气短，说明气虚虽有好转，但还未完全修复。舌红脉细，说明气血仍未完全恢复。前面的舌淡，此时的舌红，说明两点：一是热药用得太过；二是由淡转红，说明气血得补。心阳渐振，气阴两亏，续予调补气阴以善后。

【处方分析】

去掉大热之附子、辛散之桂枝、解郁之郁金、祛瘀生新的益母草，加上滋阴的麦冬、五味子和安神的炒枣仁，并增加了当归的用量。

由此可知，前面的舌红，张伯臾先生考虑到应是热药太过所致。

【用药之妙】

1.麦冬 有滋阴生津、清虚热的作用，此处应用，一是可以补充阴血之不足；二是可消除"舌红"之热。

2.五味子 有敛肺补肾、养心敛汗、生津止渴的作用，不但能生津养心，更有收敛之功，使得补益之物不易耗散。

【学习感悟】

（1）祛邪扶正交替进行　对于病久之顽难之证，治疗的时候，更要注重补泻结合，在用药的时候，补益以扶正和通泻以祛邪相结合。在时间上，可以此次处方以扶正为主，祛邪为辅；而下次处方则以祛邪为主，扶正为辅。

（2）及时纠正用药之偏　临床用药，虽然考虑很周详，但意外总会出现。如果出现了所偏的情况，我们要根据"有是证，用是药"的原则及时调整处方。

（3）注意患者的休养　休养是扶正最主要的一个方法。生活当中有句话叫作"能吃能睡，身体不错"，所以，让患者"能吃能睡"很是关键。

心悸2

（病毒性心肌炎）

郑某，男，37岁。

一诊：1976年9月2日。患者旬日前感冒，现仍有低热，胸闷气短、心悸且慌，咽梗口干，头晕乏力，脉滑带数，舌质红，苔薄。心电图示二度房室传导阻滞。

黄连4.5g，黄芩9g，板蓝根18g，生甘草6g，全瓜蒌12g，薤白头9g，广郁金9g，炒牡丹皮9g，鲜竹叶6g，通草4.5g，磁石30g（先煎）。稍加减14剂。

【病症诊断】

旬日前感冒，看病时间为9月2日，10日前感冒，时间应为8月中旬。此时的季节应为秋季。感冒，不管是热还是寒，最好要考虑到燥邪致病。

病因为秋季感冒，燥热致病；寒伤形、热伤气，气伤之后，出现气虚；气虚则气的运行减缓，又出现气滞。火灼津液，津液不足，出现的"咽梗口干"就是这种情况；津液被火所灼，凝聚成痰，所以出现了"脉滑带数"。所以，本因是燥热之邪，标因是气虚、气滞、津液不足、热痰凝聚。

病性：一派热象，所以，病性为热。

病态：气虚、津液不足为虚证；气滞、热痰凝聚为实证。

病位：从气血津液来看，病位在气和津液，以气为主；从三焦来说，部位在上、中焦。

治疗时，以清热法治本，理气法治标，兼以消痰。

【处方分析】

黄连、黄芩、板蓝根、生甘草、牡丹皮、竹叶清热泻火；通草清热利尿而泻火；薤白和郁金以行气解郁；瓜蒌清热化痰、宽胸降气，标本兼治；磁石补肾纳气治气虚，定志安神使人休息而扶正。

纵观全方，既能清热治本，又能理气、补气、消痰而治标，更有磁石以扶正，对于病症，面面俱到。

【用药之妙】

1.黄连、黄芩 均为苦寒之品，清热效果不错。一般认为，黄芩能清上焦之热，黄连能清中焦之热，黄柏能清下焦之热，栀子能清三焦热。由于病位在上、中焦，所以，药物就选黄芩和黄连。

2. **板蓝根**　为苦寒之品，具有清热凉血、解毒利咽的作用。这里应用，一是增加黄芩、黄连清热之力；二是利咽而治疗"咽梗口干"的表象。

3. **生甘草**　具有清热解毒之功。这里应用，一是可以增强清热作用；二是缓和诸药，使之清热而不过于峻猛，减少对正的伤害。

4. **瓜蒌**　性寒，可以平病性；能荡涤胸中的郁热，消除肺经的痰结，清上焦之火，具有清热化痰、宽胸降气、润肠通便的作用。这里应用，一是可以清火；二是可以消痰；三是可以理气。

5. **薤白**　性温，可助胸阳、开心窍、散胸中和大肠气滞，兼能活血。用于此病，一是可以修复气滞对人体的伤害；二是反佐于寒性药中，使之治病而不伤正。常和瓜蒌配伍应用。

6. **郁金**　为苦寒之品，可以平病性，具有活瘀凉血、行气解郁之功。对于这里的气滞致病，很是适宜。

7. **牡丹皮**　性为寒，所以也能平病性，具有凉血、活血之功。这里应用，更多的是取其凉血之功，这是因为热邪有"迫血行"的作用，很容易出现"溢血"的情况，为了防患于未然，加用凉血之品。前面的郁金也有凉血之功。防患于未然，是中医治未病的思维，"所谓治未病者，见肝之病，则知肝当传之以脾，故先实其脾"，所以，我们在治疗时，见到热盛所致的病证，最好加用凉血之品。

8. **竹叶**　甘淡性寒，可以平病性，具有清热除烦、利尿渗湿的作用。张伯臾先生应用此药，一是加强清热之功；二是要给热邪以出路，利尿就是"开门泻热"，这个可以再看看下面的通草。

9. **通草**　具有利小便、下乳汁、泻肺热、舒胃气的作用。应用于此处，一是泻肺热；二是利小便，和竹叶一起"开门"而给邪以出路。

10. **磁石**　为性寒之品，可以治疗热性病证，对于此证的平病性有很好的作用。其主要功效为补肾纳气、镇肝潜阳、定志安神。

二诊： 1976年9月16日。

患者低热退清，胸闷气短、心悸心慌均减，口干，脉弦小，舌质红，苔薄。

北沙参18g，黄连4.5g，黄芩9g，生甘草4.5g，朱茯苓12g，麦冬12g，炒枣仁9g，益母草30g，贯众12g。10剂。

【**病症诊断**】

胸闷气短、心悸心慌均减，口干，脉弦小，舌质红，苔薄，说明蕴热未清。

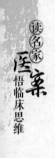

这时的病症，火热之邪仍在，但津液不足表现突出，所以，治疗时应清热滋阴同时进行。

【处方分析】

黄连、黄芩、生甘草继续清热；沙参、麦冬以滋阴；贯众清热解毒兼凉血；茯苓健脾利湿，以朱砂拌，增强宁心安神之力；炒枣仁安神养血；益母草行瘀血、生新血。

有是证，用是药。全方共用，滋阴清热以治本，健脾安神、养血生血以扶正。

【用药之妙】

1.北沙参　前人有"沙参补五脏之阴"的说法，从临床来看，沙参养肺胃之阴的效果最为明显。南沙参体轻质松，能清肺火而益肺阴；北沙参体重质坚，主要用于养阴清肺，生津益胃。张伯臾先生此处应用，考虑到黄芩、黄连的清热，故而，选用北沙参主要是生津补阴。

2.麦冬　具有养阴生津、润肺清心之功。这里应用，一是可以生津滋阴；二是清内热；三是润肺利咽，以消除"口干"的表象。

3.朱茯苓　茯苓的功用有三：利水渗湿、宁心安神、健脾止泻。这里应用，一是宁心安神，用朱砂来拌，安神之力增强。二是健脾，脾为后天之本，主运化，脾健则营养物质畅运，可以扶正；水液畅运，可以缓解津液不足的病态。由于沙参、麦冬等都是静药，根据动静结合的用药原则，配伍茯苓这个动药而运化，能使滋阴生津更快。

4.炒枣仁　酸枣仁养血安神，一者可使血安，仿补血生津之理；二者安神使人休息以扶正。

5.益母草　能够祛瘀血而生新血。气为血帅，有行血之功，气滞、气虚都可以使得血流缓慢而瘀阻，出现血瘀证。益母草活血化瘀，可以消除血瘀的病理表现；补血可以生津，益母草能生新血，可以间接生津。

也许有人会说：益母草为"经产良药"，好像是专门治疗妇科病的，这位患者是男性，怎么能用？

这便是对中药的不甚理解所致。虽然益母草常用来治疗妇科病证，但绝不是妇科专药。中药讲究的是功效，我们常说"有是证，用是药"，只要功效符合病证，就可以用，决不能只看所治之病而不看功效。

1997年，我治疗过一位60多岁的男性患者，自觉每天晚上左足心特别热，白天没有任何不适，别无所苦，症状持续数年。根据舌脉，我诊断为肾阴不足，给予两种中成药——知柏地黄丸和逍遥丸治疗，嘱其晚上临睡前取一瓶知柏地黄丸（200粒，浓缩的）和半瓶逍遥丸（100粒、浓缩的），用开水化开，顿服。患者拿到逍遥丸后看说明书是治疗妇科病的，就质疑此药能否使用，我向他解释医生看病用药，是用药物的功效，逍遥丸理肝气、补肝血，根据"肝生于左"的理论，升肝气而清郁火，且可动静结合而使知柏地黄丸尽快到达病所，大剂量是取沉降之性以达病位，可以放心使用。当晚使用后，一夜平安无事。第二天和第三天减半服用之后，没有复发。

6.贯众 具有清热解毒、凉血止血之功。此处应用，一是可以增强黄连、黄芩的清热之力；二是凉血止血以"治未病"。

三诊：1976年9月25日。

患者胸闷已舒，心悸心慌亦瘥，纳增，二便如常，脉虚弦，舌质淡红。心电图已恢复正常。心脏蕴热已清，气阴两亏，再拟滋阴益气养心以善后。

北沙参15g，党参12g，麦冬15g，五味子4.5g，丹参15g，朱茯苓9g，益母草30g，莲子心1.5g，贯众12g。7剂。

【病症诊断】

脉虚弦，舌质淡红，说明心脏蕴热已清，气阴两亏。治病求本，所以此时的治疗以滋阴清热为主。

【处方分析】

北沙参、麦冬、五味子滋阴；莲子心、贯众继续清热；党参、朱茯苓健脾安神；丹参、益母草活血补血而生津。

【用药之妙】

1.**五味子** 生津滋阴的同时更具收敛之性，使得体内之津液不得过多耗散。

2.**党参** 健脾的同时益气补血，不但能协助茯苓来提高脾功能，更能补气血。补气可以消除气滞证；补血可以生津而消除津液不足证。

3.**丹参** 一味丹参，四物之功，丹参补血活血，补血可以生津，活血可以顺畅气行，从而能消除气滞导致的"脉弦"的表象。

4.**莲子心** 能够清热泻火，继续清除残余之火。

心痹

（冠心病、心绞痛）

关某，男，60岁。

一诊： 1974年12月9日。患者有冠心病，左胸闷痛，入夜痛甚，妨碍睡眠，畏寒口干，大便不实，脉虚弦迟，舌淡红，面色萎黄，头晕乏力，气短。

熟附片6g（先煎），太子参12g，炒当归18g，薤白头6g，炒瓜蒌皮9g，桂枝3g，炙甘草6g，红花6g，沉香末1.8g（分吞），朱茯苓12g，煅牡蛎30g（先煎）。7剂。

【病症诊断】

冠心病，是一个西医病名。

左胸闷痛，入夜痛甚。疼痛剧烈多为实证。夜晚阴气盛，气血流动缓慢，血的流动缓慢可出现血瘀，气的流动缓慢可出现气滞，气滞又可导致痰湿等，这些都能导致实证出现。

畏寒口干，畏寒是身体感觉寒冷，但取暖可缓解，由于气有温煦作用，所以，这里是气虚所致；口干是口中津液不足所致，津液的布散靠的是气，气虚之后，津液不能上达，故而会出现口干的症状。虽然火灼津液，火热之邪可以导致口干，但不能见到口干就一律诊断为热，这是不对的。

大便不实，气虚布散无力，该上达的津液不能上达，上则口干，下则大便不实。

脉虚弦迟，虚，乃气血不足；弦，为气滞；迟，为寒。

舌淡红，这里的"淡红"还是要分开来谈：淡为虚，红为火。火有三种：实火、虚火和郁火，这里的火既有因虚而来的虚火，又有因郁而来的郁火。

面色萎黄，应为脾虚所致。头晕乏力，气短，为气虚所致。

从上所知：

病因：根本病因应为气虚、气滞。

病性：为寒，兼有郁热。

病态：虚实夹杂。虚为气虚，实为气滞。

病位：根据气血津液定位，以气为主，影响到血和津液。

【处方分析】

附子、桂枝、沉香温热而平病性；太子参、茯苓健脾补气，薤白理气，消除病因，修复病态；瓜蒌皮祛痰，当归、红花活血，以修复因气虚、气滞造成的津液和血的病变；煅牡蛎收敛阳气，固涩大便；炙甘草调和诸药。

【用药之妙】

1.**附子** 作为最常用的温里药，对于内寒之证的治疗，效果很好。但因其有一定的毒性，单用、生用、配伍不当、剂量过大、煎煮时间过短或个体敏感者，都容易出现中毒。中毒的症状为先感觉唇舌灼热，继则发痒、发麻，并逐渐遍及全身，且痛觉减弱，有时还会出现恶心呕吐、腹痛腹泻、流涎、心律失常，甚者可出现突然抽搐、昏迷、发绀、瞳孔散大、心跳呼吸停止等症状。若病情严重应及时送医。关于附子中毒，中医也有一些解救方法，可供参考：①用生姜120g，甘草30g，水煎服；②绿豆120g，甘草60g，水煎服；③蜂蜜50~100g，开水冲服；④黄连9g，黑豆30g，童便为引，水煎，分2次服用。

2.**太子参** 有补气健脾的作用，对于脾气不足、津液布散失常所致的口干等病症很是适宜。

3.**当归** 有活血补血的作用，炒制之后，活血之力减弱，补血之功增强。此处应用，不但可缓解因气虚、气滞而造成的血瘀、血虚之病证，还可以补血生津，治疗局部津液不足所致的口干症。

4.**薤白** 有理气之功，治疗胸中气滞所致的闷痛很是不错。

5.**瓜蒌皮** 瓜蒌有清热化痰、宽胸降气、润肠通便之功，瓜蒌仁偏于降痰和润肠通便，瓜蒌皮偏于宽胸降气。应用于此患者，可以宽胸而治疗闷痛的表象。因其性寒，所以需炒制而增加温性。

6.**桂枝** 有很好的温通心阳作用，能增强胸中之阳气，不但能消除畏寒之表象，还可以增加气血的流通速度，从而缓解气虚、气滞的情况。

7.**红花** 颜德馨先生说过"久病必有瘀"，病久入络，红花专一活血而通络。

8.**沉香** 作为温性的降气药，不但温中降气，更可温肾平喘。沉香一般不入汤剂煎服，常研为细末，用汤药送服，既节省药品，又疗效可靠。

9.**朱茯苓** 茯苓健脾利湿、宁心安神，用朱砂拌过，名朱茯苓，安神之功增强。此处应用，一可健脾而补脾气的不足；二可利湿，使得布散失常的津液重新归位；三可安神而治疗睡眠不好的表象。

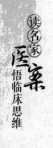

10.煅牡蛎　牡蛎，生用有益阴潜阳、清热解渴、软坚散结的作用；煅用有收涩之功，可缩小便、止带下、实大便。这里应用，不但能治疗大便不实的表象，更可以收敛外耗之阳气，以更快消除畏寒症状。

11.炙甘草　不但能健脾益气，更能调和诸药。

二诊： 1974 年 12 月 16 日。

患者左胸闷痛较减，恶寒、艰寐、便软亦好转，气促稍平，脉弦小，舌淡红润，口干。

熟附片9g（先煎），太子参12g，炒当归18g，莲子心1.2g，桂枝4.5g，薤白头6g，炒瓜蒌皮12g，炙甘草6g，沉香末1.8g（分吞），补骨脂12g，煅牡蛎30g（先煎）。10剂。

【病症诊断】

左胸闷痛较减，药已对证。恶寒、艰寐、便软亦有好转，气促稍平。严格来说，恶寒和畏寒是不一样的，前面谈到的是畏寒，这里用的是"恶寒"，也许是笔误所致。有治本之药，也有治疗表象之药，必然有效果，不过，由于是久病之人，所以，取效有点慢而已。脉弦小，弦为气滞；寒可致"小"，气血不足也可致"小"。舌淡红润，淡，为气血不足；红，说明还是有郁火。口干，说明津液布散失常的情况还没有得到恢复。

【处方分析】

二诊时的处方，增加了附子、桂枝、炒瓜蒌皮的用量；去掉了红花和朱茯苓；加用莲子心和补骨脂。审观全方，温里补肾、宽胸通阳的作用增强，减少了活血健脾之力，又新增了清泄心热之功。

【用药之妙】

1.补骨脂　主要功效是补肾助阳，温固下元，暖脾胃，止泄泻。本品既能温补人体先、后天之本——肾和脾，又能固下元而实大便。

2.莲子心　此处应用莲子心，有清心热治疗"舌红"之功，且有宁心安神治疗寐艰的作用。

三诊： 1974 年 12 月 26 日。

患者胸闷痛渐减，便软，日3次，动则气急，脉虚缓，舌苔薄白。

熟附片9g（先煎），党参18g，炒白术12g，炙甘草6g，薤白头6g，香附9g，炒当归12g，紫河车6g，补骨脂12g，杜红花6g，制半夏9g，砂仁2.4g（后下）。

10剂。

【病症诊断】

胸闷痛渐减，标本兼治，症状自然减轻。便软，日3次，说明脾虚的情况依然存在。动则气急，说明气虚之证还没有恢复。脉虚缓，乃气血两虚。舌苔薄白，说明还是有寒。

【处方分析】

本方去掉了太子参、莲子心、桂枝、炒瓜蒌皮、沉香和煅牡蛎，加用了党参、炒白术、香附、紫河车、红花、半夏和砂仁，减少了炒当归的用量。

由于太子参生津之力大于党参，而党参的健脾益气作用大于太子参，故而，对于这时以脾虚气弱为主的患者，张伯臾先生用党参代替了太子参。

莲子心毕竟为苦寒之品，久用之后有败胃伤肠的弊端，所以也应去掉。

由于胸闷痛已经减轻，且降气之药使用时间也很长，应该去掉而换用顺气之品，所以，去掉瓜蒌皮和沉香，加用香附。

桂枝虽然有温通心阳的作用，但还有祛风寒散气之功，应用日久，也应去掉。

因为大便的软是由于脾虚所致，故而，收涩的煅牡蛎也要去掉，而加用炒白术、半夏。

砂仁醒脾开胃助消化。人是铁饭是钢，一顿不吃饿得慌，饭量增加，运化增强，血得充养，疾病自然恢复得很快。

红花活血，但有伤血之弊，配伍紫河车，不但能消除红花的这个弊端，更能治疗因阴血不足而导致的脉虚之证候。

当归活血补血，对于血虚之证，很是适宜，但其还有润肠之功，虽为炒制，通便作用也存在，两害相权取其轻，减少用量即可。

四诊： 1975年1月23日。

上方连服2次，患者左胸闷痛大为减轻，便软变干，每日2次，心电图检查恢复正常，脉迟缓，无结代，舌淡红，苔薄腻。

熟附片9g（先煎），党参18g，炒白术12g，炙甘草6g，薤白头6g，麦冬9g，炒当归12g，紫河车6g，仙鹤草30g，炒枣仁9g，砂仁2.4g（后下）。14剂。

【病症诊断】

上方连服2次，左胸闷痛大为减轻，说明顺气活血之功显现。便软变干，每日2次，应是健脾燥湿的结果。

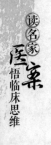

脉迟缓，迟为寒；缓，一者为虚，一者为湿。舌淡红，淡为虚；红为火，一是气滞导致的郁火，二是气虚导致的虚火。苔薄腻，腻为水湿所致。

此时的治疗，更多的是调理：温里祛寒，健脾燥湿，益气养血。

【处方分析】

附子温里祛寒；党参、炙甘草健脾益气；炒白术健脾燥湿；砂仁醒脾开胃，助消化；薤白理气；麦冬、紫河车滋阴养血；当归活血补血；酸枣仁安神。

仙鹤草味苦性凉，为主要的止血药，兼有治疗热痢的作用，对于没有出血的病症，张伯臾先生为什么要用？

这便是我们自己只知其一，不知其二的结果。仙鹤草还有补益强壮的作用，比如治疗脱力劳伤，每天用仙鹤草30g、红枣30g，水煎浓汁分服，有助于体力的恢复；治疗各种"贫血"，可以同人参、黄芪、大枣配合应用。所以，张伯臾先生此处应用，就是取其补益之功。

真心痛

例1　急性前壁心肌梗死伴心律失常

成某，男，71岁。

一诊：1967年6月21日。患者左胸阵发性刺痛2天，大便秘结7日未通，口臭且干，心悸。心电图提示：急性前壁心肌梗死，伴有多发性房性早搏及偶发性室性早搏。脉弦小不匀，舌边红带紫，苔白腻。

黄连4.5g，制半夏12g，全瓜蒌12g，川厚朴9g，枳实15g，生大黄6g（后下），当归24g，川芎9g，红花6g，失笑散9g（包煎），苦参片15g。稍加减连服5剂。

【病症诊断】

左胸阵发性刺痛2天，刺痛说明有瘀血存在；疼痛呈阵发性说明和气滞有关。大便秘结7日未通，口臭且干，应为肠道不通，胃中之物自然不降，胃气不降，腐气上冲所致。

脉弦小不匀，弦，为气滞；小，可由津液不足引起；不匀，说明气血运行不顺。

舌边红带紫，舌边为肝胆所主，红为火，所以，舌边红为肝胆之火；紫为血瘀。苔白腻，说明有寒湿邪存在。

从上面的诊断可知，左胸刺痛为气滞血瘀所致；其余表象一者为津液布散失常所致，二者为血瘀痰湿和气滞导致的郁火所致。

治疗方面，以活血化瘀、理气通腑来治疗主证，以健脾消痰来化寒湿。

【处方分析】

以当归、川芎、红花、失笑散来活血化瘀；以川厚朴、枳实、生大黄来理气通腑；以半夏、瓜蒌和苦参来消痰湿；以黄连来清肝火。

【用药之妙】

1. **黄连** 有清泻心胃火热、凉肝胆、解热毒的作用，由于患者出现了舌边红的表象，故而，应用黄连泻肝胆之火。

2. **半夏** 味辛性温，具有燥湿化痰、健脾胃、和中降逆、止呕吐的作用，此处应用，不但能健脾化痰，消除津液布散失常导致的口干病症，更可以降逆气而除口臭。

3. **瓜蒌** 具有清热化痰、宽胸理气、润肠通便的作用，不但能缓解便秘之表象，更可以理气宽胸而消除气滞导致的胸部不适。

4. **厚朴** 味苦辛而性温，具有下气、除满、燥湿、消胀之功，对于胸腹胀满之病症有很好的治疗作用。

5. **枳实** 功用为破气、消积、导滞、除痞。《用药心得十讲》中谈道："枳实破气结的作用很强，因气结而成的坚积，用枳实破其气结，气行则积消；因气结而痰阻者，用枳实破其气结，气行则痰行；由于气结而胸脘痞闷、胸痛者，用枳实破其气结，则痞闷自除。"一般用量为1.5~9g，张伯臾先生此处应用，其量为15g，可见，一是取其破胸部气滞之功，二是要通肠腑气结。

6. **生大黄** 有下肠胃积滞、推陈致新的作用，对于便秘实证有很好的治疗作用。这里应用，主要是治疗"大便秘结7日未通"的表象。

这里多说一点，焦树德先生有一单方：遇到害怕服汤药或是每服汤药即吐的患者，可以先用大黄1g、甘草1g，煎水一小杯，慢慢喝下，服后15~20分钟如不吐，再服原来的汤药即可不吐，已试多人，均有效。

7. **当归** 为最常用的补血活血药，一般用量为3~9g，而这里的用量却是24g，可见是大剂量应用，原因有三：一是患者本身有血瘀的情况，当归化瘀的同时可以补血，所以，祛瘀而不伤正；二是补血生津，可以缓解患者的口干情况；三是当归也有润肠通便的作用，对于便秘患者，可以起到一定的治疗作用。

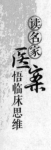

8.**失笑散** 为《苏沈良方》中的方剂，由蒲黄和五灵脂组成，具有活血祛瘀、散结止痛之功，主要用于瘀血内停，血行不畅所致的疼痛。此方应用，对于胸部刺痛很是对证。

9.**苦参** 为苦寒之品，具有清热燥湿、泻火解毒、祛风杀虫止痒、利水平喘、宁心安神之功。实验证明，苦参对多种心律失常均有对抗作用，能治疗多种心律失常，此处应用，主要就是取此功效。

二诊：1976年6月26日。

患者动则左胸作痛，大便已解2次，但舌苔腻中灰未化，口不干，脉虚弦。

苦参片15g，制半夏12g，全瓜蒌12g，川厚朴9g，枳实12g，制大黄9g，当归18g，炒川芎6g，石菖蒲9g，失笑散9g（包煎）。7剂。

【病症诊断】

动则左胸作痛，大便已解2次，但舌苔腻中灰未化，口不干，脉虚弦，说明上述病机虽减未消，气血运行仍不畅。

【处方分析】

本次处方，去掉了苦寒之黄连，这是因为黄连用久之后，有伤胃之弊；去掉了红花，减少了当归的用量，将川芎变成炒制，这是因为病证已明显好转；减少了枳实的用量，并把生大黄变为制大黄，这是因为便秘已出现好转；加用石菖蒲，可以理胸膈之气而除湿，消除胸部闷胀。

【用药之妙】

石菖蒲 味辛，性温，主要有开通心窍、宣气除痰、聪耳目、发声音的作用。焦树德先生谈道："气闭于胸膈之间而胸闷胀痛等，用石菖蒲开通，甚有效。根据这些经验，我对心绞痛偏于气闭不通者，常在对证汤药中加菖蒲6~9g，有帮助除闷止痛的功效。"这里应用，也是取此功效。

三诊：1976年7月3日。

患者左胸闷痛未发，便秘4日未通，夜间惊惕，烦懊不宁，舌苔厚腻已化，脉弦滑。

北沙参15g，麦冬15g，生山栀9g，苦参片15g，丹参15g，当归15g，降香4.5g，细石菖蒲9g，失笑散9g（包煎），磁朱丸6g（夜吞）。7剂。

【病症诊断】

左胸闷痛未发，说明气滞、血瘀、痰湿逐渐消除。便秘4日未通，乃肠腑不通。夜间惊惕，容易受到惊吓，是肝胆阴血不足的明证。烦懊不宁，烦是烦躁，懊是懊恼；火扰神志，所以，这是体内有热有火的一个诊断依据。舌苔厚腻已化，继续应用化痰祛湿之药的同时，又加用石菖蒲，所以，效果很好。脉弦滑，弦为气滞，滑主痰湿。

由此可以看出，痰湿还是存在，不过，现在最主要的是阴血不足，内有火邪。

【处方分析】

继续活血化痰除湿的同时，滋阴养血，泻火安神。

北沙参、麦冬滋阴养血；生山枝泻三焦之火；苦参片消除"心律不齐"；丹参、当归活血补血；降香、失笑散行气活血而止痛；石菖蒲理气除湿而消除"胸闷痛"的表象；磁朱丸镇静安神。

【用药之妙】

1.沙参、麦冬　能够滋阴生津而养血，不但可以治疗阴液不足所致的"惊惕"，还可以养阴泻火而消除火邪导致的"烦懊"，更可以生津润肠而治疗便秘。故而，张伯臾先生的用量很大。

2.生山枝　即生栀子，具有清热泻火、清心除烦、利湿退黄、凉血解毒、消肿止痛之功。一般认为，黄芩清上焦之火，黄连清中焦之火，黄柏清下焦之火，而栀子能清上中下三焦之火。此处应用，不但泻火以治本，更能除烦而治标。

3.降香　不但行气活血而治疗胸痛，更能理气泻热而消除火邪。正如《本草再新》所记载："降香宣五脏郁气，利三焦血热。"

四诊：1976年7月10日。

患者左胸痛未发，头晕，大便间日1次，质软，夜寐较安，有时惊忧。心电图提示：前壁心肌梗死恢复期。脉弦小，苔腻净化，舌质红，舌边紫。

北沙参30g，大麦冬18g，五味子4.5g，朱茯苓9g，丹参15g，炒赤芍12g，红花6g，广郁金9g，青龙齿24g（先煎），大麻仁24g（打）。

【病症诊断】

通过上面的治疗，疾病明显好转。但从本次症状可知，阴血还未恢复正常，火邪还是存在，瘀血还未消失。

【处方分析】

继续用北沙参、麦冬滋阴养血清热；以五味子生津敛阴；朱茯苓健脾利湿安神；炒赤芍活血清热；红花活血；郁金理气；青龙齿镇静安神，清热除烦；大麻

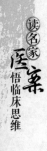

仁润肠通便。标本兼治以善后。

【用药之妙】

1. **五味子**　打江山难，守江山更难。阴血补充之后，还需固摄而防止外流，五味子不但有生津养阴的作用，更有收敛之功，可防止补充之阴血无故耗散。

2. **赤芍**　赤芍活血，可治疗血瘀导致的胸痛；赤芍凉血，可用于血热之证，对于"舌质红"之表象有很好的治疗作用。

3. **郁金**　味辛苦而性寒，有祛瘀凉血、行气解郁的作用，对于"舌质红、舌边紫"的表象有很好的治疗作用。

4. **朱茯苓**　脾主运化，津液布散失常，首责之于脾。茯苓健脾利湿，助脾之运化，为治本之物；用朱砂拌过，又有安神之功，并可治疗夜寐不安之病症。

5. **麻仁**　性味甘平，含有脂肪油，为润肠通便的常用药，适用于老年人、热性病后、产后等由津液不足所致的大便燥结。这里应用，可润肠通便。

例2　广泛性心肌梗死（无痛性）

袁某，女，59岁。

一诊：1976年2月12日。患者胸闷神倦，动则汗出，畏寒便秘，血压不稳。心电图提示：广泛性心肌梗死。脉细而迟，苔薄腻。

朝鲜白参12g（另煎冲），熟附片6g（先煎），麦冬18g，山茱萸12g，全瓜蒌12g，薤白头6g，制半夏9g，当归18g，红花6g，炒黄连3g，生大黄9g（后下）。稍加减服4剂。

【病症诊断】

胸闷神倦，动则汗出，畏寒便秘，血压不稳，脉细而迟，苔薄腻，提示此病为气虚、寒湿阻滞，由于气对血有推动作用，所以，气虚日久，血运不畅，从而出现血虚、血瘀之证。

【处方分析】

白参补气；附片温里而祛寒湿；麦冬、山茱萸滋阴养血；瓜蒌、薤白理气祛湿；半夏燥湿健脾；当归、红花补血活血；炒黄连燥湿；生大黄通肠腑而泻大便。纵观全方，补气养血，理气健脾，燥湿活血，泻下通便，对于此病，面面俱到。

【用药之妙】

1. **白参**　红参以外的各种加工品，如生晒参、白糖参、白干参等，一般统称为白参。白参性味甘平，微苦稍寒，具有补气生津、宁神益智之功。在临床上，凡是温热病后、津枯液少或肺燥干咳少痰、内燥口渴、高年肠燥便秘，以及经常遗精、脱血者，或欲健身延年，都应该选用白参。

红参与白参皆为人参，都有补虚、扶正、益气、强身、延年之功。但两者的功用同中有异，异中有同。简而言之，红参为温补之药，气味浓厚，微苦而甘，性温，功效偏于温养，主要用于脾肾虚寒、真阳衰微的证候；白参为清补之品，性味甘平，微苦稍寒，补气且能养阴，主要用于气阴两虚的证候。

朝鲜人参，即高丽参，产于朝鲜北部，系栽培品，因加工不同而分红参与白参两种。中医学上用根入药，功用与我国吉林所产人参相近，而性偏温。

2. 附片　有逐寒燥湿、回阳救逆、温助肾阳之功，其性走而不守，能内达，能外彻，能升能降，凡凝寒痼冷（痼冷，是指寒气久伏于身体某一经络、脏腑，形成局部的寒证，久经不愈，多见于脾胃虚弱，内有寒饮或寒湿久痹的患者），痹结于脏腑、筋骨、经络、血脉者，皆能开、通、温、散；凡阳气将脱，四肢厥逆冰冷，凉汗淋漓或绝汗如油者，皆可回阳救逆，立挽危亡。这里应用，可祛寒燥湿，很是对证。

3. 麦冬　大剂量应用麦冬，可滋阴生津，一者可使"脉细"变为正常；二者可生津润肠。

有人可能会问：苔腻为湿，麦冬滋阴生津，会不会使湿邪更重？

麦冬滋阴，补的是人体之正，致病之湿为人体之邪，正邪岂能相混？况且扶正祛邪自古以来就是中医的治疗法则，现在，阴血不足，麦冬滋阴生津，是为正治，何来加重湿邪之虑。

4. 山茱萸　味酸而苦涩，性微温，能补肝肾、强身体，是常用的滋补强壮药，兼能涩精止尿、敛汗益阴，此处应用，不但有益阴之功，更能收敛而使阴液不得耗散。前人经验认为不去核反能滑精，所以，应用的时候一定要去净核。处方上常写的"山萸肉"，就是指无核的果肉。

5. 瓜蒌、薤白　有宽胸理气、除痰祛湿的作用，能消除"胸闷"这个表象。

6. 当归、红花　有补血活血的作用，不但能改善"脉细"的表象，更能消除气虚导致的血虚和血瘀之证。

7. 炒黄连　黄连，能清中焦湿热。炒制之后，清热之力减，燥湿之功增强，这里应用，燥湿是一功，引导诸药到达中焦（胸中）为第二功。

二诊：1976年2月16日。

患者胸闷已舒，汗止，大便得解，血压稳定，苔腻渐化，脉小滑，面色灰滞

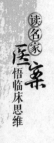

转淡黄。

党参15g，丹参18g，麦冬12g，当归15g，红花6g，炙甘草6g，炒枣仁9g，郁金9g，降香4.5g，茶树根30g。稍加减连服至出院。

【病症诊断】

胸闷已舒，汗止，大便得解，血压稳定，苔腻渐化，脉小滑，面色灰滞转淡黄，说明痰湿已化，气血仍为不足。

【处方分析】

以党参代替前面的白参，继续补气养阴；丹参、当归、红花补血活血；麦冬滋阴生津；郁金、降香活血理气；炒枣仁安神扶正；茶树根强心利尿，活血调经；炙甘草健脾益气，调和诸药。

脘腹痛

（慢性胃炎）

吴某，女，20岁。

一诊：1975年11月24日。患者脘腹阵阵剧痛如同锥刺，时作时休，经久不愈，曾先后投附子理中汤、四逆散、平胃散、保和丸等方药，屡治罔效。刻诊脘腹疼痛阵发，有压痛，喜暖熨，形寒肢冷，便艰，动辄头晕心悸，口干纳少，苔薄白腻，脉细。

制香附9g，炒柴胡6g，金铃子9g，延胡索9g，当归15g，炒赤芍、炒白芍各9g，炙甘草3g，炒川芎6g，丹参15g，黑山栀9g，淡干姜3g，乌梅肉6g。10剂。

【病症诊断】

脘腹阵阵剧痛如同锥刺，锥刺样疼痛为血瘀所致，从这句话可知病位在中焦。时作时休，多为气滞的致病特点。经久不愈，说明病程很长。

曾先后投附子理中汤、四逆散、平胃散、保和丸等方药，屡治罔效。这里我们要明白这些方药的组成和主治：附子理中丸由干姜、人参、白术、炙甘草、附子组成；具有温中祛寒、健脾益胃之功；主治虚寒很重的病证；症见吐利日久，四肢逆冷等。四逆散由炙甘草、枳实、柴胡、芍药组成；具有透邪解郁、疏肝理脾之功；主治肝郁脾滞，阳郁不伸的四逆证以及或咳，或悸，或小便不利，或腹中痛，或泻利下重者（四肢厥冷，谓之四逆）。平胃散由苍术、厚朴、陈皮、炒甘草组成；具有燥湿运脾、行气和胃之功；主治湿滞脾胃之证；症见脘腹胀满，不思饮食，口淡无味，呕吐恶心，嗳气吞酸，肢体沉重，倦怠嗜卧，常多自利，苔白腻而厚等。保和丸由山楂、神曲、制半夏、茯苓、陈皮、连翘、莱菔子组成；具有消食和胃的功效；主治饮食停胃之证；症见脘腹痞满，腹胀时痛，嗳腐吞酸，厌食呕逆，大便泄泻，苔腻，脉滑等。

有压痛，按压可以诊断虚实：喜压者为虚证；拒压者为实证。喜暖熨，为明显的寒证。兼以动辄头晕心悸，苔薄白腻，脉细，可知本病之病因为气滞血瘀，日久之后，出现气血两虚；气滞、气虚之后，津液不能正常布散，不能上达而出现口干，滞留而出现苔腻。

也许有人会问：苔腻，即口中有湿邪，既然有湿，怎么还会口干？

临床上经常能见到这类患者。异常舌苔，是胃气夹邪气上蒸而成，而口的津液为涎与唾，口干，是涎与唾的减少，这个和舌苔没有必然联系。

【处方分析】

香附、柴胡、金铃子、延胡索理气除滞；当归、赤芍、川芎、丹参活血消瘀；白芍、甘草缓急止痛；干姜暖胃；山栀子燥湿；乌梅生津止渴。

【用药之妙】

1. **香附** 为"气药之总司"，是常用的理气开郁药。其性宣通，能通行全身之气。生用偏于上行胸膈，外达皮肤，制熟则偏于入肝肾而利腰足；用于通行经络时宜酒浸炒，用于消积聚时宜醋浸炒，用于消化痰饮宜姜汁浸炒，用于妇女崩漏、月经过多宜炒黑用。

2. **柴胡** 具有理气疏肝解郁、和解少阳、退热升阳之功，由于柴胡有"劫阴"（即伤阴血）之弊，所以，经过炒制，作用和缓，副作用减少。

3. **金铃子** 即川楝子，味苦性寒，具有清热疏肝之功，一般情况下，疏肝、治疗疝气时要炒用，清热时要生用。虽然此病证为寒证，但川楝子的理气止痛作用很好，因而，只需配合一些温热性的药物来抵消其寒性即可。

4. **延胡索** 即元胡。李时珍在《本草纲目》中归纳元胡有"活血、理气、止痛、通小便"四大功效，并推崇元胡"能行血中气滞，气中血滞，故专治一身上下诸痛"。

5. **白芍、甘草** 两药配伍，就是有名的"芍药甘草汤"，经常用于治疗筋脉拘急之症。

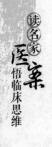

6.**黑山栀** 山栀，即栀子，具有清热泻火、燥湿解毒之功。黑栀子又称为栀子炭，为净栀子用武火炒至黑褐色，存性，喷洒清水灭尽火星，取出晾干入药者。栀子也是苦寒之品，炒黑之后，寒性减弱，燥湿之性增强。

7.**乌梅肉** 乌梅，味酸涩性温，有收敛固涩、生津止渴、驱蛔止痛的作用，这里应用，可生津止渴而消除口干的表象。

民间有一验方：三个乌梅七个枣，十个杏仁一块捣，十人胃病十一好。

二诊：1975年12月4日。

患者药后脘腹剧痛未再发作，仅有隐痛，纳食亦增，形寒肢冷已减，腑气2日一行，苔薄白，脉细。

桂枝4.5g，炒柴胡6g，炒赤芍、炒白芍各6g，炙甘草3g，炒黄芩6g，制半夏9g，丹参18g，当归15g，桃仁9g，川芎6g，土鳖虫6g。7剂。

【病症诊断】

上述病机渐趋好转。

【处方分析】

减少了理气之品，加用桂枝温通经脉；半夏燥湿健脾；桃仁、土鳖虫活血祛瘀；用炒黄芩代替黑山栀以继续燥湿。

【用药之妙】

1.**桂枝** 具有散寒解表、温通经脉之功，对于胸中和胃脘部的气血不通之证有很好的治疗作用。

2.**炒黄芩** 由于栀子能入三焦，对上中下之湿都有燥除作用，而现在患者的发病部位偏于中上，故而，就用炒黄芩继续燥湿（黄连虽入中焦，但味过于苦，性过于寒，很容易伤胃，所以不用）。

3.**土鳖虫** 有破瘀血、续筋骨的作用。病久入络，虫类药物能入络祛瘀，旧的不去，新的不来，瘀血消散，新血得生。

胃心痛

（急性胰腺炎）

郑某，女，23岁。就诊时间：1973年3月9日。

患者3月8日中午过食油荤，入夜上腹部剧烈疼痛，拒按，并向腰部放射，恶心欲吐，口干便秘，今起发热，体温38℃，脉小弦，苔薄黄腻。

生大黄9g（后下），玄明粉9g（冲），枳实12g，生山楂15g。

另：红藤30g，败酱草30g，两味煎汤代水煎上药。

服1剂腹痛减，2剂腹痛除，热退。

【病症诊断】

昨日中午过食油荤，说明发病成因。入夜上腹部剧烈疼痛，说明病位在上腹部；疼痛剧烈，拒按，一般为实证的诊断依据。向腰部放射，为循经传递。恶心欲吐，为胃气上逆所致。口干，一是热灼津液，二是脾虚津液不能上达。便秘，一是气虚，外推无力；二是"无水行舟"，肠道中水液减少。脉小弦，小，为气血不足；弦，为气滞。苔薄黄腻，黄腻为湿热。

综上可知：湿热滞留，出现"拒按、剧烈疼痛"；气机不通，出现气滞，气滞之甚，出现气逆，形成"恶心欲吐"；气滞之后，影响脾之运化，出现"口干、便秘"，所以，治疗时应通利大便、清泻湿热。

【处方分析】

大黄、玄明粉、枳实通大便、泻湿热；生山楂消积化痰、活血化瘀；红藤、败酱草清热解毒、活血化瘀。

肠腑一通，湿热得泻，病即好转治愈。故而，"服1剂腹痛减，2剂腹痛除"。

【学习感悟】

（1）掌握"重拳出击"原则，对于急重之实证，在辨证准确的基础上，应用峻猛之药以祛邪。

（2）学会以药汁煎药法。在《本草新编》里也有这样的煎药法：如发背痈，用（金银花）至七八两，加入甘草五钱、当归二两，一剂煎饮，未有不立时消散者。其余身上、头上、足上各毒，减一半投之，无不神效。近人治痈毒，亦多识用金银花，然断不敢用到半斤。殊不知背痈之毒，外虽小而内实大，非用此重剂，则毒不一消。且金银花少用则力单，多用则力厚，尤妙在于补先于攻，消毒而不耗气血，败毒之药，未有过于金银花者也。故毋论初起之时与出脓之后，或变生不测，无可再救之顷，皆以前方投之，断无不起死回生者。正勿惊讶其药剂之重，妄生疑畏也。或嫌金银花太多，难于煎药，不妨先取水十余碗，煎取金银花之汁，再煎当归、甘草，则尤为得法。

反　胃

（十二指肠球部溃疡并发不完全性幽门梗阻）

张某，女，43岁。

一诊： 1976年7月31日。患者中脘疼痛复发半月，夜间痛剧，形寒易出汗，连日来朝食暮吐，兼夹酸苦水，便艰6日未通，口干不欲饮，脉象沉弦而数，舌质暗，苔厚腻。

炒柴胡6g，枳实12g，赤芍9g，苍术9g，川厚朴9g，陈皮6g，制半夏12g，炒黄连2.4g，炒吴茱萸4.5g，制大黄9g。3剂。

【病症诊断】

中脘疼痛复发半月，告诉我们发病部位和主症。夜间痛剧，晚上气血流动较白天缓慢，"夜间痛剧"，说明气血流动缓慢之后，有实邪存在。形寒易出汗，气不足，则温煦作用不够，所以，可出现形寒；固摄作用不够，津液外出，导致汗出。

连日来朝食暮吐，就是早上吃进去的东西，下午吐出来的意思，这个更多的是由积食所致：积食在胃，胃气不降，饮食不能下行，时间长了之后，腐化为邪，邪以外排为顺，故而，出现暮吐。

兼夹酸苦水，酸为肝所主之味，苦为心所主之味，由于积食为脾虚不运所致，所以，当脾虚之后，肝木乘脾土，所主之味上达于脾所主之口，故而，就出现了酸味；火生土，脾虚之后，心火要更多地生脾土，所以，心所主之苦味就上达于口，这时就出现了有"苦"之水。

便艰6日未通，脾虚不运，水湿不能到达肠道，无水行舟，出现便艰。口干不欲饮，脾主运化，水液不能上达，所以出现口干；由于有实邪滞留存在，故而，口虽干但不欲饮。

脉象沉弦而数，沉，主里；弦，为气滞；数为热。由于积食滞留，影响气机，所以产生气滞；气滞日久，产生郁热。

舌质暗，暗为血瘀。气对血有推动作用，气滞之后，推血无力，便出现了血瘀。苔厚腻，说明痰湿严重。脾主运化，脾虚不运，水湿滞留，出现痰湿。

综上可知：脾虚之后，肠腑不通，旧的不去，新的不来，胃里的食物不下，出现积食；积食滞留，出现气滞，气滞日久，出现血瘀；脾虚不运，津液不能布散，凝聚之后，出现痰湿。

【处方分析】

枳实、川厚朴、川大黄通肠腑；苍术、陈皮、半夏祛痰湿；柴胡疏肝解郁；赤芍凉血活血；黄连清热燥湿；吴茱萸降逆止呕。

急则治其标，张伯臾先生此次处方以祛邪为主。

【用药之妙】

1.**柴胡**　人体之中，只有气具有自主运动性，其余所有的物质都是随着气的运动而运行。柴胡疏肝解郁，使气行顺畅，这样，可以促使积食得消，肠腑得通。因柴胡有"劫阴"之弊，故而，进行炒制。

2.**赤芍**　能够凉血活血而散瘀，对于有热的血瘀之证，很是有效。

3.**黄连、吴茱萸**　两药相互配合，辛开苦降，清热疏肝，和胃降逆，治疗脉弦数而吐酸效果很好。

这里也许有人会问：此病证属热，而吴茱萸本身为辛热之品，不是说"热者寒之"吗？

此病证属于中医上的"肝气犯胃"，乃浊物上逆所致的呕吐，一般的疏肝药物不能兼顾，吴茱萸不仅是治疗气滞疼痛的理想之品，更能降逆止呕，一举两得。

二诊：1976年8月4日。

患者药后腑气已通，痰湿热得以下泄，故呕吐见止，脘痛亦减，苔厚腻渐化，脉沉小弦。

前方去陈皮，加丹参15g。4剂。

【病症诊断】

药后腑气已通，痰湿热得以下泄，说明祛邪到位，故呕吐见止，脘痛亦减，苔厚腻渐化，乃为邪去，正气渐复。脉沉小弦，沉，主里；小，主气血不足；弦，为气滞。

【处方分析】

前方去陈皮，加丹参15g，增强活血补血之力。

【用药之妙】

陈皮　本次处方，张伯臾先生去掉了陈皮，原因是：陈皮虽然能消胀止呕、祛痰理气，《本草备要》中谈到陈皮"辛能散，苦能燥能泻，温能补能和，同补

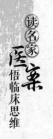
药则补，同泻药则泻，同升药则升，同降药则降，为脾肺气分之药，调中快膈，导滞消痰，利水破癥，宣通五脏"，但是，陈皮性味香燥，过用、久用可耗散正气。

三诊： 1976年8月8日。

患者脘痛止后未发，大便每日得通，舌苔薄腻，舌边暗，脉小弦。

丹参18g，降香4.5g，砂仁3g（研），炒苍术9g，川厚朴4.5g，陈皮6g，炒枳壳9g，制大黄4.5g，炒当归9g，生蒲黄9g，焦山楂、焦神曲各9g。7剂。

【病症诊断】

脘痛止后未发，大便每日得通，说明效果不错。舌苔薄腻，乃痰湿渐化。舌边暗，说明还是有瘀血存在。脉小弦，小，是气血不足；弦，为气滞。

【处方分析】

丹参、当归活血补血；降香行气活血止痛；砂仁醒脾；苍术、陈皮燥湿健脾；川厚朴、川大黄通腑导滞；枳壳理气；蒲黄化瘀通淋；焦山楂、焦神曲消食化积。

【用药之妙】

蒲黄 有止血、化瘀、通淋之功，这里应用，主要取其化瘀能消除"舌边暗"的表象，通淋可以给湿邪以从小便外排的出路。

【学习感悟】

（1）虽然本例患者有虚证存在，但表现邪实的，可以祛邪而达到扶正的目的，这就是我们常说的"以通为补"。

（2）对于积食和肠滞同时存在的病证，我们治疗时一定要以通腑导滞为主，消食化积为辅，否则，积食就无以降存。

痰饮呕吐

（贲门术后呕吐）

胡某，女，36岁。

一诊： 1973年12月2日。患者胃贲门痉挛术后2个月余，纳少，胸脘不适，呕恶，泛吐清水，食后1小时呕吐食物残渣并伴有酸味，形体消瘦，倦怠乏力，舌苔白腻而滑，边有齿痕，脉象细滑数，尺脉较弱。

云茯苓12g，生半夏9g，生姜4.5g，炒吴茱萸1.5g，姜炒黄连0.6g，太子参9g，沉香0.9g（后下），玉枢丹0.6g（分吞）。浓煎一汁。2剂。

【病症诊断】

胃贲门痉挛术后2个月余，手术很伤人气血。纳少，要看是不想吃还是不能吃。胸脘不适，呕恶，泛吐清水，说明两点：一是胃气不降；二是有寒（对清水的诊断）。食后1小时呕吐食物残渣并伴有酸味，有食物残渣吐出，为内有积食；伴有酸味，为肝木乘脾所致。形体消瘦，倦怠乏力，此处应为气血亏虚证的表现。

舌苔白腻而滑，白为寒；腻而滑，为痰湿水饮所致。边有齿痕，舌体胖大，必然外挤牙齿，这时就出现了齿痕。脉象细滑数，细，可以是气血不足所致，也可以是痰湿阻滞血脉所致；滑，为痰湿；数，为热。尺脉较弱。脉诊部位，简单来说，左手寸、关、尺分别为心、肝、肾，右手寸、关、尺分别为肺、脾、肾。现在尺脉较弱，则说明肾气受损。

综上可知：手术之后，气血两虚，导致形体消瘦、倦怠乏力；脾气虚弱，运化不力，产生痰湿、积食；积食以外排为顺，根据就近外排原则，出现呕吐；痰湿滞留，出现齿痕；肝木乘之，出现泛酸；病久及肾，出现肾气不足。

从这里我们也可以推理出：上面谈到的"纳少"为脾虚之后，不想吃饭所致。"脉数"中的热，一为气血不足的虚热；二为痰湿积食郁久导致的郁热。

故而，治疗时以健脾补气、燥湿化痰、降逆止呕为法则。

【处方分析】

太子参补气健脾；茯苓、半夏健脾祛湿化痰；生姜、吴茱萸降逆止呕祛寒湿；川黄连清热燥湿；沉香温中降气，温肾纳气；玉枢丹化痰开窍。

【用药之妙】

1.姜炒黄连 黄连，有清热燥湿之功。《本草衍义补遗》中谈到"以姜汁炒辛散，除热有功"，就是说姜炒黄连之后，消散郁热很是不错。本例患者，其"脉数"之热，有一部分就是郁热，而郁热的治疗是要发散，故而，用姜炒黄连。

由于黄连毕竟为苦寒之品，容易伤胃，且此证之本为寒，故而，张伯臾先生用量很少，只有0.6g。姜炒之后，一是可以减少黄连之寒性；二是可以护胃。

2.沉香 主要功效是降气，兼能温肾纳气。呕恶泛吐，为气之上逆，"上者下之"为正治，沉香降气，能使上逆之气下行而顺，这是功用之一；此病属寒，沉

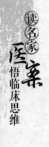

香能温，这是功用之二；"尺脉较弱"，乃肾气不足，沉香温肾，这是功用之三。

3.玉枢丹　可化痰开窍、辟秽解毒、消肿止痛。其适应证范围比较广泛，其病机为感受秽恶痰浊之邪，肠胃气机闭塞，升降失常，以致脘腹胀闷疼痛，吐泻兼作。玉枢丹为夏暑季节感受秽恶痰浊之邪而致脘腹胀闷疼痛、吐泻的常用方。当以舌象润而不燥、苔厚腻或浊腻为辨证要点。本方还用于急性胃肠炎、食物中毒、痢疾等由秽恶痰浊之邪引起的病证。外敷也可治疗皮肤及软组织急性化脓性感染疾病。

本病就是由痰湿之邪引起的呕吐，所以，应用玉枢丹治疗，也是对证。

二诊： 1973年12月5日。

患者药后呕吐已减，但纳食后仍感不舒，纳少，口淡，苔白腻而滑，脉细带数。

云茯苓12g，川桂枝2.4g，川椒目6g，生姜3g，黑牵牛子和白牵牛子各0.6g（研粉吞），潞党参6g，炒稻芽、炒麦芽各9g。浓煎一汁。4剂。

【病症诊断】

药后呕吐已减，说明降气化痰、导滞化浊之功已显。但纳食后仍感不舒，乃胃中还有积食。纳少，口淡，苔白腻而滑，说明脾气还未恢复。

这里要说的是，中医上更多时候是定性而不定量，所以，白、腻、滑、细、数的程度没有办法叙述。

【处方分析】

用茯苓、党参健脾利湿；桂枝温通经脉；生姜温胃止呕；川椒目、黑牵牛子以及白牵牛子利小便而除水饮；炒稻芽、炒麦芽消食化积。

川椒目为辛苦性寒之品，能入肾行水，可利小便、消水肿、除水饮。黑牵牛子和白牵牛子，性味苦寒，有下气通便、逐水消肿之功，对于体虚者及孕妇为忌用之品。

这例患者，标实而本虚，虽然牵牛子的用量很小，只有0.6g，但也容易出现变证。

三诊： 1973年12月10日。

患者纳少，食后心中懊恼，入夜更甚，不能入寐，时常作恶，甚则呕吐白沫或褐色黏液，脉濡细数，舌边红，苔白干。

制半夏9g，姜黄连1.2g，黑山栀6g，太子参9g，淮小麦30g，鲜竹茹6g，煅瓦楞18g（打），佛手4.5g，枇杷叶9g（包煎），合欢皮9g。浓煎一汁。4剂。

【病症诊断】

纳少，说明脾虚还未恢复。食后心中懊恼，不能入寐，乃虚热所致，虚烦不得眠。时常作恶，乃脾虚未复，胃气不降，甚则呕吐白沫或褐色黏液。

脉濡细数，濡，为湿邪、虚证所致；细数之脉，如前所述。舌边红，乃肝胆有火。苔白干，白主寒；干为火灼津液所致。此时病情，火为虚所致。

【处方分析】

半夏燥湿健脾；黄连清热泻火而燥湿（此时增加了剂量）；栀子清泻三焦之火；太子参、淮小麦补气健脾；竹茹降逆止呕，清热除烦；瓦楞子消痰化瘀；佛手理气，枇杷叶降气；合欢皮安神。

可以看出，此次处方，主要用于清热降气，而补虚之药只有功用平和的太子参和淮小麦，这样也很容易出现变证。

四诊：1973年12月15日。

患者胸闷，胃脘烧灼感，纳食后更觉不舒，懊恼难受，经常泛吐涎沫，见或带血，呕吐夜间较甚，脉濡细，苔薄白。

姜黄连1.2g，炒吴茱萸0.6g，茯苓9g，姜半夏9g，旋覆花6g（包煎），赭石15g（先煎），黑山栀9g，鲜竹茹6g，煅瓦楞18g（打），花蕊石12g，红参6g（另煎冲），来复丹1.8g（包）。浓煎一汁。10剂。

【病症诊断】

胸闷，胃脘烧灼感，因为此火为虚火，虚火的治疗需要补益，但现在当实火来清泻，以致苦寒更伤气血，气血越虚，虚火越大。纳食后更觉不舒，懊恼难受，乃虚火更甚。

经常泛吐涎沫，为脾虚之后，肝木更加乘之。见或带血，乃火迫血行，导致出血。呕吐夜间较甚，乃火热郁胃，胃气上逆。

脉濡细，诊断同前。苔薄白，白为寒。

【处方分析】

此次处方，用了补气健脾之猛药——红参，并加有茯苓辅佐，补虚治本之力明显增强；旋覆花和赭石降气止逆；栀子清泻三焦之火；竹茹、瓦楞子、花蕊石除烦降逆，消痰化瘀；来复丹和济阴阳，理气止痛，祛痰开闭。

由于治疗是以补虚为主，兼以去火，所以，五诊时的情况大为好转。

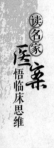

五诊：1973年12月28日。

患者服上药后懊恼、烧灼感、呕吐均大为减轻，食后脘腹作胀、泛吐清水亦瘥，便软，日1次，面色萎黄渐转滑润，并能下床散步，脉细弱涩，苔薄白。

党参9g，炒白术9g，茯苓9g，炙甘草2.4g，陈皮4.5g，制半夏12g，广木香4.5g，砂仁2.4g（后下）。10剂。

【病症诊断】

服上药后懊恼、烧灼感、呕吐均大为减轻，说明效果不错。食后脘腹作胀、泛吐清水亦瘥。瘥，为病除的意思。便软，日1次，面色萎黄渐转滑润，并能下床散步，乃脾气恢复，津液布散趋于正常。

脉细弱涩，弱，为气血不足；涩，为血脉不通。苔薄白，白为寒。

【处方分析】

党参、茯苓、白术、甘草健脾补气；陈皮、半夏理气化痰；木香、砂仁顺气醒脾。此次处方，纯为补虚而设。

腹痛1
（肠系膜上动脉压迫综合征）

周某，男，52岁。

一诊：1976年2月12日。患者1971年起脐腹胀痛，有时剧痛难忍，食后4小时腹部鸣响而痛，得吐方适，唯大便尚通。经反复X线摄片检查诊断为肠系膜上动脉压迫综合征。近1年来，右少腹隆起，较左少腹明显增大，按之软，自觉食物不能通下，泛吐猪肝色涎沫，脉缓，苔薄白，舌边暗。

当归18g，川芎9g，炒赤芍12g，丹参18g，杜红花6g，炒川椒4.5g，炒吴茱萸4.5g，炒黄连1.5g，制香附9g，降香6g，制半夏9g。7剂。

【病症诊断】

脐腹胀痛，胀，为气滞。有时剧痛难忍，应为实邪所致，气滞也是实邪之一。食后腹鸣而痛，得吐方适，实邪泻出，身体自然舒服，下不得出，就从上解。右少腹隆起，较左少腹明显增大，应为实邪堵塞。少腹，腹的下部，位于脐与骨盆之间，又称为小腹。按之软，则可以排除肠滞、虫积和血瘀。自觉食物不能通下，反映腑气不通。泛吐涎沫，乃脾虚生涎。

脉缓，气血不足、水湿阻滞都可以导致脉缓。苔薄白，白为寒。舌边暗，暗为血瘀。

综上可知：腹中气滞，出现胀痛；气滞之甚，少腹隆起但按之软；肝主疏泄，调气调血，气滞伤肝，《金匮要略》中谈到"见肝之病，知肝传脾"，所以，肝病传脾之后，脾虚吐涎；气不推血，出现血瘀。

【处方分析】

当归、川芎、赤芍、丹参、红花活血补血；川椒、吴茱萸温里止呕；川黄连、半夏燥湿；香附、降香理气。全方共用，既能治疗本因之气滞，又能治疗标因之血瘀、痰湿。

二诊： 1976年2月19日。

患者右下腹胀痛鸣响减轻，自觉软食已能通下，呕吐已止，纳食亦增，脉缓小涩，苔薄。

全当归15g，桂枝4.5g，炒赤芍、炒白芍各6g，通草4.5g，炙甘草3g，丹参18g，川芎9g，红花6g，炒吴茱萸3g，炒川椒4.5g，防己12g。7剂。

【病症诊断】

右下腹胀痛鸣响减轻，应为理气活血除湿的结果。自觉软食已能通下，说明腑气已顺。呕吐已止，纳食亦增，为胃气得降之故。脉缓小涩，缓，主气血不足，也主湿；小，寒可致小，气血不足也可致小；涩，主血瘀。苔薄，说明湿邪不甚。

【处方分析】

当归、丹参、川芎、红花、赤芍补血活血；白芍柔肝补血；桂枝温通经脉；吴茱萸、川椒温里散寒；通草、防己利小便而除湿；炙甘草调和诸药。

三诊： 1976年2月26日。

患者服药以来，右少腹绞痛已止，迄今未发，隆起腹胀已平，腹部鸣响十减八九，纳食又增，每餐由半两增至四两，食后通畅无阻，体重增加6斤，脉弦小，苔薄，舌质暗渐减。

全当归15g，桂枝6g，炒赤芍、炒白芍各6g，炙甘草6g，丹参18g，炒川芎9g，败酱草30g，防己12g，乌药9g，通草4.5g。7剂。

【病症诊断】

据病症所述，说明气滞、水湿渐除，胃肠道上下顺通。

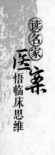

脉弦小，弦为气滞。苔薄，舌质暗渐减，说明瘀血慢慢消退。

【处方分析】

当归、赤芍、白芍、丹参、川芎养血活血；桂枝通脉；乌药理气；防己、通草利水除湿；败酱草化瘀消肿；炙甘草调和诸药的同时健脾益气（本次剂量有所加大）。

【用药之妙】

败酱草　味辛苦，性微寒，有化瘀、消肿排脓的作用，对血瘀导致的腹痛、腹胀、腹部有硬块等症有很好的治疗作用，善治肠痈，即西医学的阑尾炎。

四诊：1976年3月5日。

患者右少腹绞痛鸣响已瘥，进食干饭及荤菜均得通畅无阻，寐安，二便正常，体重又有增加，精神日佳，脉小弦，舌暗转红。

当归15g，桂枝6g，炒赤芍、炒白芍各6g，通草4.5g，炙甘草6g，丹参15g，川芎6g，乌药9g。10剂。

【病症诊断】

脉小弦，小为气血不足；弦为气滞。舌暗转红，乃瘀血渐去。

【处方分析】

当归、丹参、川芎、赤芍、白芍补血活血；桂枝通脉；乌药理气；通草利水；炙甘草健脾益气，调和诸药。

【学习感悟】

（1）临床用药，讲究气血结合，若想要化瘀积之血，则要理气；想要行郁滞之气，则要活血。这就是气行则血行，血行则气畅。

（2）肠间水湿，给邪以出路，通利小便，为正治。

腹痛2

（肠功能紊乱）

韩某，男，49岁。

一诊：1973年5月10日。患者今年1月起，腹痛连绵，喜热喜按，怕冷殊剧，时已夏令，需重裘厚被始适，大便溏薄，日行1次，有暴注下迫现象，但无肛门灼热感觉，纳食渐少，时有泛恶，脉虚弦，苔白腻，舌边红。

熟附片 9g（先煎），党参 12g，苍术、白术各 9g，炒干姜 4.5g，炙甘草 3g，炒黄连 3g，广木香 6g，姜半夏 9g，砂仁 2.4g（后下），焦山楂、焦神曲各 9g。5 剂。

【病症诊断】

腹痛连绵，喜热喜按，怕冷殊剧，为明显的寒证诊断标志。时已夏令，需重裘厚被始适，这就是畏寒。大便溏薄，说明水湿之邪郁结肠道。日行 1 次，有暴注下迫现象，说明水湿之邪很甚。但无肛门灼热感觉，即没有湿热证的诊断指标。纳食渐少，时有泛恶，说明腑气受阻不通，下不畅，则上不进，因而纳食渐少；胃气不降，则出现泛恶。

脉虚弦，虚为气血不足；弦为气滞。苔白腻，舌边红，白为寒；腻为痰湿；舌边红为肝之火。

综上可知：气虚之后，温煦功能下降，故而喜热喜按；脾气不足，运化无力，水湿滞留肠道，出现大便溏薄；气虚日久，导致气滞，肝主疏泄而调气，气滞化火，出现郁火，表现为舌边红。

【处方分析】

附子、干姜温里散寒；党参、白术、半夏健脾燥湿；砂仁醒脾；木香顺气；川黄连去肝火；焦山楂、焦神曲消食化积。处方用药，寒热并治，虚实同治。

二诊：1973 年 5 月 15 日。

患者药后腹痛十减八九，大便成形，怕冷减轻，苔腻渐化，脉虚弦。

熟附片 9g（先煎），肉桂丸 3g（分吞），党参 12g，苍术、白术各 9g，炒干姜 4.5g，炙甘草 3g，炒黄连 1.8g，炒椒目 9g，砂仁 4.5g（后入），焦山楂、焦神曲各 9g。5 剂。

【病症诊断】

据病症所述，说明气顺湿去。脉虚弦，虚为气血不足；弦为气滞。

【处方分析】

在附子、干姜的基础上加用肉桂，增强温里散寒之功；以苍术代替半夏，用党参、白术、苍术健脾祛湿；川黄连继续清泻肝火；砂仁醒脾；焦山楂、焦神曲消食化积；炒椒目利尿祛湿；炙甘草调和诸药。这次处方，也是寒热、虚实诸药同用。

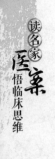

三诊： 1973 年 5 月 20 日。

患者恶寒，脐中痛，便溏，脉苔如故，前投温阳化湿之剂，恶寒时轻时重。

熟附片 18g（先煎），肉桂丸 4.5g（分吞），党参 12g，炒苍术、炒白术各 9g，炒干姜 4.5g，炒椒目 9g，甘草 4.5g，茯苓 12g。6 剂。

【病症诊断】

据病症所述，前面大便已经成形，这里又出现了"便溏"，说明病情加重。为什么用了大量的温里散寒、健脾祛湿之品，病情如故？我们再看上方，里面有川黄连，由于川黄连为苦寒之品，易伤脾胃，只能暂用，不能久用，所以，继用之后病情反复。

【处方分析】

此次处方，加大温药的剂量，增强散寒之功，去掉川黄连，加用茯苓健脾利湿，并去掉了砂仁、焦山楂、焦神曲，药少功专。

四诊： 1973 年 5 月 26 日。

重投温振脾胃肾阳之剂，患者诸恙若失，惟饮食欠馨，食入作胀，脉虚弦，苔薄腻。

熟附片 18g（先煎），肉桂丸 4.5g（分吞），炒苍术 9g，川厚朴 6g，制半夏 9g，陈皮 6g，炒干姜 4.5g，炒川椒 9g，茯苓 9g，砂仁 3g（后下），焦山楂、焦神曲各 9g。3 剂。

再用参苓白术散调理脾胃收功。

【病症诊断】

重投温振脾胃肾阳之剂，诸恙若失，去掉了苦寒伤脾胃之黄连，其余药效尽显收功。惟饮食欠馨，食入作胀，说明还有脾虚不运，积食滞留，气机不畅，气滞的情况存在。脉虚弦，虚为气血不足；弦为气滞。苔薄腻，腻为水湿之邪所致。

【处方分析】

本次处方，张伯臾先生去掉了党参、甘草，加用了半夏、陈皮健脾燥湿；砂仁醒脾；焦山楂、焦神曲消食化积；厚朴下气除湿，燥湿除胀。最后更用参苓白术散调理脾胃收功。

【学习感悟】

（1）寒热并用，虚实同治。临床上更多的病证为寒热并存、虚实夹杂，所以，在治疗时一定要兼顾。不过需要注意的是要有所偏，寒热同存的，如果热重寒轻，则清热重而散寒轻；虚实夹杂的，如果虚轻实重，则补虚药少用而泻实药须多用，反之亦然。

（2）处方之中，也许一味药就决定着疗效的好坏。

泄泻1
（慢性肠炎）

何某，男，42岁。

一诊：1974年10月7日。患者慢性泄泻延令五载，腹鸣痛，便溏，日行4~5次，纳少作恶，脉细舌净。

熟附片6g（先煎），党参12g，炒白术9g，炒干姜3g，炙甘草3g，广木香4.5g，猪苓、茯苓各12g，炒川椒6g，砂仁2.4g（后下）。4剂。

【病症诊断】

慢性泄泻延令五载，乃为久病。腹鸣痛，为水液凝聚、气滞所致。便溏，日行4~5次，乃水液过多，出现便溏。纳少作恶，为胃气不降。

脉细，此处应为水湿所致。舌净，按理来说，有水湿之邪，舌苔应该润、腻，但现在却是舌净，为什么？

由于舌苔为胃气上蒸所致，如果阴液不足，不管胃气是否正常，都会出现舌面光净。

脾主运化，脾虚之后，水液布散失常，滞留肠道，则出现泄泻；气虚日久，导致气滞，结合水湿，出现腹鸣；更多的津液变成水湿水饮，从而出现人体正常津液不足，津液属阴，阴液不足，出现舌净。

【处方分析】

附片、干姜、川花椒温里除湿；党参健脾益气；白术健脾燥湿；木香理气燥湿；猪苓、茯苓利尿祛湿；砂仁醒脾；炙甘草调和诸药。这里应用猪苓、茯苓，是给邪以出路。

中医认为，肾为水脏而主津液；脾主运化而布散水液，所以，津液失常所致的病证，首先要温补肾、脾而提高这两脏的功能，所以，张伯臾先生应用了附片、干姜和花椒。

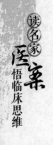

二诊：1974年10月21日。

患者少腹疼痛已减，便溏，日行三四次，量少，脉弦小，舌净。

熟附片6g（先煎），党参12g，炒白术9g，炒当归12g，淡干姜4.5g，炙甘草4.5g，炒白芍9g，补骨脂12g，五味子3g，台乌药9g。7剂。

【病症诊断】

少腹疼痛已减，为水湿得减，脾肾得补。便溏，日行三四次，量少，乃燥湿健脾、利尿祛湿的结果。脉弦小，弦，为气滞；小，为气血不足。舌净，同前。

【处方分析】

附片、干姜温补肾脾；党参健脾益气；白术健脾燥湿；当归补血活血；白芍滋阴养血；补骨脂补阳暖脾，止泄泻；五味子滋阴收涩，止泄泻；乌药温散肝肾冷气，疏达腹部逆气；炙甘草健脾补气，调和诸药。

这次，张伯臾先生用了滋阴养血之白芍、当归，也用了治标止泄泻的补骨脂和五味子，效果应该不错。

三诊：1974年10月28日。

患者便溏，日行3次，脉弦小，舌净边暗。

熟附片6g（先煎），党参15g，炒白术18g，炒干姜6g，炙甘草4.5g，炒椒目6g，丹参15g，川芎6g，补骨脂15g，禹余粮30g（打、包）。7剂。

【病症诊断】

便溏，日行3次，可见治疗效果不错。脉弦小，舌净，辨证同前。边暗，乃血瘀之证的表现。

也许有人会问：这里的血瘀是怎么来的？

颜德馨先生说过，"久病必有瘀"；此患者属于气虚之证，气对血有推动作用，气虚之后，推力下降，血行不畅，滞留而出现血瘀；津血同源，如前所述，这位患者的正常津液已经大大减少，以至于出现"舌净"，津液都不能上达，血中病变自然也就不能得以表现；二诊时用到当归活血、白芍滋阴，阴血得养，血液之病变才得以在舌上体现。所以，这里的舌边暗不但不是病情加重的标志，反而是病情减轻的标志。

【处方分析】

由于当归毕竟有润肠的作用，故而，张伯臾先生将其去掉，换用丹参补血活血，加用川芎，活血更甚，以消除"舌边暗"的表象；附片、干姜温补肾脾；党参、白术健脾燥湿；炒椒目利尿消水；补骨脂和禹余粮止泻涩肠；炙甘草健脾补气，调和诸药。

四诊：1974年11月4日。

患者腹鸣痛大减，便溏，每日减至一二次，脉弦小，苔薄白。

熟附片12g（先煎），党参15g，炒白术30g，炒干姜4.5g，炙甘草4.5g，禹余粮30g（打、包）。4剂。

【病症诊断】

腹鸣痛大减，可见用药效果很是不错。便溏，每日减至一二次，乃脾肾得补，水湿得去。

脉弦小，辨证同前。苔薄白，白为寒。

【处方分析】

附片、干姜温补肾脾；党参、白术健脾燥湿；禹余粮涩肠止泻；炙甘草健脾补气，调和诸药。

【学习感悟】

（1）水湿病证，温补肾脾很是关键。

（2）对于泄泻，脾肾功能恢复之后，再用收敛固涩止泻之品，这样就不会出现"闭门留寇"。

泄泻2
（慢性痢疾）

李某，女，51岁。

一诊：1973年5月12日。患者大便溏泻，日行4~8次，头有白冻，经年累月不愈，畏寒，下腹隐痛，泻后较舒，脉小滑，苔白腻。

桂枝4.5g，炒赤芍、炒白芍各9g，炙甘草3g，炒防风9g，炒苍术9g，炒枳实9g，煨木香4.5g，炒金银花12g，皂荚子4.5g，焦山楂、焦神曲各9g。5剂。

【病症诊断】

大便溏泻，日行4~8次，乃水湿之邪为患。头有白冻，白冻，即白色，像冰冻的黏液，白为寒；黏液为痰。经年累月不愈，乃为久病。畏寒，乃阳气虚弱。下腹

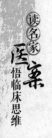

隐痛，应为虚证所致。泻后较舒，虽有虚证，但实邪病变严重，故而邪去则安。

脉小滑，小，可由寒导致，也可由气血不足导致；滑，为痰湿。苔白腻，白，为寒；腻，为痰湿。

综上可知，此病为本虚而标实之证。

【处方分析】

桂枝散寒通脉；苍术燥湿健脾；木香理气燥湿；赤芍活血，白芍养阴；防风理肝；金银花解毒止痢；皂荚子祛风通便；枳实通便导滞；焦山楂、焦神曲消食化积；炙甘草调和诸药。全方共用，补虚泻实。

二诊：1973年5月17日。

患者大便初干后溏，日行3~4次，仍有少量白冻，畏寒除，腹痛瘥，脉小滑，苔薄白腻。

桂枝4.5g，炒赤芍9g，炙甘草3g，炒干姜4.5g，党参9g，炒苍术9g，炒防风9g，炒枳实9g，煨木香4.5g，炒金银花12g，皂荚子4.5g，焦山楂、焦神曲各9g。7剂。

【病症诊断】

大便初干后溏，日行3~4次，症状较前好转。仍有少量白冻，说明还有寒痰。畏寒除，应为桂枝散寒通脉之功。腹痛瘥，乃实邪渐除，虚证渐复。脉小滑，苔薄白腻，辨证同前。

【处方分析】

在前方的基础上又加用党参以补气健脾、干姜以温脾祛寒，一是可以扶正；二是防止赤芍、金银花、枳实之寒。

三诊：1973年5月24日。

患者大便先软后烂，日行1次，黏冻极少，苔脉同前。

再守前方，原方又服7剂，病愈出院。

【病症诊断】

大便先软后烂，日行1次，黏冻极少，说明药已中病，效果不错。苔脉同前。

【处方分析】

再守前方，原方又服7剂，病愈出院，效不更方。

【学习感悟】

对于虚实夹杂之病证，虽然虚实同治，但一定要考虑处方用药是以补虚为主还是以泻实为主。

便 秘
（肠系膜淋巴结核，不完全性肠梗阻）

关某，女，16岁。

一诊：1974年2月23日。患者近4个月以来低热颧红，形肉消瘦，经常腹痛腹胀，恶心呕吐，大便秘结。旬日来大便未解，得食进饮则吐，脘腹阵痛，右下腹可触及鸡蛋大小之块物，有压痛，口渴，脉细数，舌红，有裂纹而少津。

生地黄12g，玄参9g，麦冬9g，生大黄4.5g（后下），玄明粉6g（分冲），枳实9g，郁金9g。3剂。

【病症诊断】

低热颧红，形肉消瘦，说明阴血虚少。经常腹痛腹胀，腹痛的原因不清楚，但腹胀却是气滞所致。恶心呕吐，为胃气不降而上逆所致。大便秘结，从形肉消瘦可知，此便秘为阴液不足，"无水行舟"所致。得食进饮则吐，乃下不通，上不进。脘腹阵痛，为气滞所致。右下腹可触及鸡蛋大小之块物，有压痛，应为实邪所致。口渴，此处应为津液不足所致。

脉细数，细，主气血两虚，也主湿；数，主热。舌红，有裂纹而少津，红，为火；有裂纹而少津，为津液不足所致。

综上可知：此瘦弱之患者，平素气血不足，津液亏少；由于气藏于血和津液之中，所以才有"血为气之母"的说法，血和津液都属阴，阴液不足，气无以藏而相对多余，"气有余便是火"，从而产生虚火；"火灼津液"，更使津液不足，无水行舟，肠道干涩，大便不下而秘结；大便滞留，气机不畅，出现气滞，气滞之后，出现腹胀痛；便秘、气滞共同致病，出现腹部之"块物"。

【处方分析】

此病证虚实夹杂，故而，滋阴生津、通腑下滞为关键。

生地黄、玄参、麦冬滋阴生津，润燥去火；川大黄、玄明粉和枳实，通肠下滞而理气；郁金凉血化瘀，行气解郁。

【用药之妙】

1.生地黄、玄参、麦冬 这三药合用，名增液汤，具有增液润燥之功；主要

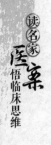

治疗津液不足，虚热内生之证；症见大便秘结，口渴，舌干红，脉细数或沉而无力等。吴鞠通评此方时说"妙在寓泻于补，以补药之体，作泻药之用，既可攻实，又可防虚"，所以，对于津液亏少的便秘，"无水行舟"者，效果不错。

2. **郁金**　具有化瘀、凉血、行气、解郁之作用，一可凉血而治疗血热；二可化瘀而治疗久病"入络"之"必有瘀"证；三可行气解郁治疗气滞导致的腹胀痛。

二诊：1974年2月25日。

患者昨日大便1次，干结量少，腹痛呕吐均减，低热已退，脘痛阵发依然，脉细数，舌红乏液。

生地黄12g，玄参9g，麦冬9g，生大黄6g（后下），玄明粉6g（分冲），枳实9g，郁金9g，炒赤芍、炒白芍各12g，生甘草4.5g。2剂。

【病症诊断】

昨日大便1次，说明腑气渐通。干结量少，干结，说明津液还是太少；量少，或为肠道中积滞过少，或为通腑之药的力量不足所致。腹痛呕吐均减，乃通腑之后，腹中宿便外排，腹痛缓解；下通之后，胃气得降，呕吐自然缓解。低热已退，说明虚火缓解。脘痛阵发依然，说明还有气滞存在。脉细数，舌红乏液，诊断同前。

【处方分析】

前方加重了川大黄的用量，增强泻下导滞通腑之力；加用了炒赤芍、炒白芍和生甘草，以滋阴凉血，缓急止痛。

【用药之妙】

白芍、生甘草　芍药酸寒，养血敛阴，柔肝止痛；甘草甘温，健脾益气，缓急止痛。二药组合，为芍药甘草汤，酸甘化阴，调和肝脾，有柔筋止痛之效；主治津液受损，阴血不足，筋脉失濡所致的各种病证。

三诊：1974年2月27日。

患者今晨大便1次，量多溏臭，脘腹痛均减，呕吐亦止，已思纳食，惟口渴颧红，脉细，舌红未润。

前方中生大黄改为4.5g，3剂。

【病症诊断】

今晨大便1次，量多溏臭，说明二诊时"量少"是泻下导滞之力不足所致。脘腹痛均减，呕吐亦止，可见用药效果不错。已思纳食，乃脾气渐复（脾主思）。

惟口渴颧红，脉细，舌红未润，诊断同前。

【处方分析】

因肠腑已通，张伯臾先生将前方中生大黄改为4.5g，减少用量以减弱泻下导滞之力。

【学习感悟】

急则治标，缓则治本。在虚实夹杂的情况下，可以补虚和泻实同时进行。如果实邪表象明显，要以泻实为主。对本例患者而言，此次便秘、腹痛症状算是治好了，但是，阴虚火旺之证还没有治好，故而，如果没有继续治疗，也许过段时间，病情还会反复。

中医讲究扶正祛邪，虽然祛邪有时也可起到扶正作用，但是，更多的时候为邪去正未复，临床上最好彻底治疗。

尿 血
（急性肾小球肾炎）

孙某，女，17岁。

一诊： 1974年9月27日。患者发现急性肾小球肾炎已2个月余，眼睑浮肿已退，现面色苍白，腰酸且痛，倦怠纳少，尿淡红，口干，脉象沉细，舌质淡红。

生地黄、熟地黄各9g，怀山药15g，山茱萸9g，茯苓12g，炒牡丹皮9g，炒黄柏6g，大蓟、小蓟各15g，太子参15g，荠菜花12g，琥珀屑1.2g（分吞）。7剂。

【病症诊断】

据病症所述，面色苍白，腰酸且痛，倦怠纳少，应为气血不足。尿淡红，说明尿中有血。口干，应为津液不能上达所致。脉象沉细，沉主里；细，可由气血不足导致，也可由痰湿阻滞导致。舌质淡红，淡为虚，红为火。

综上可知：气虚为本病之根本原因。气为血之帅，气不足，推血无力，出现血虚（当然也可以出现血瘀）；气对血有固摄作用，气不足，则固摄无权，导致出血；气对津液有布散作用，气不足，则津液布散无力，不能达于口和腰，出现口干、腰酸；气虚发热，出现虚火。

看到这里，也许有人会说：前面谈到"气有余便是火"，这里，又说到气虚发热，火热同义，不过是程度的不同，这是怎么回事？

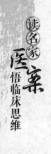

这是对气的理解不够所致。人体之气可分为清气和浊气两种，清气都在让脏腑发挥功能，这是因为让脏腑发挥功能的物质是气。

《辨证施治》中有两段话："各个脏腑之气，体现了各个脏腑的生理特点，如肺气主呼吸；脾气主运化；胃气主受纳；肝气主疏泄；肾气主生长发育，主生殖等。""心阳虚的证候如心悸、倦卧、嗜睡、神情呆钝、健忘、面色苍白、自汗、气短、胸闷、形寒肢冷、舌淡或舌色青紫、脉沉迟或结代等，表现为心的功能衰退、抑制，并有寒象；如果没有寒象就称为心气虚。"从这里可以看出：气，就是脏腑的功能。

陈潮祖先生在《中医治法与方剂》中谈道："脏腑功能衰退所出现的一类证象，称为寒证；脏腑功能亢进所出现的一类证象，称为热证。"中医里有一句话叫作"气有余便是火"，火即热，火热同义，结合"脏腑功能亢进所出现的一类证象，称为热证"，即可知，脏腑功能亢进是"气有余"。由此可以推出：脏腑功能发挥靠的是气。

《气的现代研究》（2001年）中谈道："人体生命物质的气是通过人体脏腑组织的功能活动而表现出来的。换句话说，人体脏腑组织的生理功能就是生命物质的气的功能表现。"由此亦可知，气是脏腑发挥功能的物质。

综上所述，气是脏腑发挥功能的物质，脏腑的功能就是脏腑之气：肺功能是肺气、心功能是心气、脾功能是脾气、肝功能是肝气、肾功能是肾气、胃功能是胃气、小肠功能是小肠之气等。

正气，就是正常的脏腑功能。而气虚，实际上是脏腑功能衰退或者功能不能正常发挥，如脾气虚即是脾的功能衰退，肾气虚即是肾的功能衰退等。

而生火之气是浊气，即，浊气有余便是火。

这里的气虚，指的是清气不足。人体之中，任何部位所含气的总量相对恒定，清气含量少的时候，浊气含量多；清气含量多的时候，浊气含量少。当人体清气不足时，浊气相对增多，"气有余便是火"，这时就出现了虚火。看看补中益气丸治疗气虚发热的知识就更能明白这点。

【处方分析】

太子参、山药补气健脾；茯苓健脾利湿；熟地黄、山茱萸养血滋阴；生地黄、牡丹皮滋阴泻热，凉血活血；黄柏坚阴燥湿；大蓟、小蓟、荠菜花凉血止血；琥珀祛瘀利尿。

【用药之妙】

1.**山茱萸**　具有滋阴固涩之功，不但配合熟地黄滋阴，且能将滋补之阴固住，起到"守江山"的作用。

2.**黄柏**　具有清热泻火燥湿之功，不但能治"舌红"之火，而且能消除津液布散失常导致的痰湿。黄柏更具有坚阴之功，"守江山"作用更是明显。

3.**牡丹皮**　具有止血活血之功，可消除血中伏火，不但可以消除"尿红"之表象，更可以消除"舌红"之火热。

4.**琥珀**　功用有三：镇静安神、利水通淋、化散瘀血。这里应用于尿血之证，配合其他药物可使"止血而不留瘀"。

二诊：1974年10月5日。

患者腰酸痛好转，尿赤转淡，口干已除，面色依然，神怠乏力，脉象细弱，舌色红润。

原方加制首乌12g，14剂。

三诊：1974年10月16日。

患者纳食增加，精神亦佳，腰酸稍减，尿赤渐清，脉舌如前。

原方去太子参，加党参12g、天冬9g，14剂。

四诊：1974年10月30日。

患者面色好转，纳食再增，精神转佳，腰酸减轻，脉细，舌淡红。

生地黄、熟地黄各9g，怀山药15g，山茱萸9g，茯苓9g，炒牡丹皮9g，党参12g，天冬、麦冬各4.5g，黄芪12g，当归9g，生稻芽、生麦芽各15g。14剂。

【处方分析】

二诊加制首乌，养血固精，增强补血之功。三诊去掉了太子参，而换用党参，加入天冬增强滋阴清热之功。四诊以生地黄、熟地黄、山茱萸、天冬、麦冬滋阴养血；山药、党参、黄芪补气健脾；茯苓、牡丹皮利湿泻热；当归补血活血；生稻芽、生麦芽助消化的同时升发肝气而解郁。

血　淋

（血尿）

王某，男，20岁。

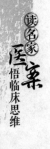

一诊：1976年4月22日。患者血淋1年，反复发作，发时尿频且痛，量少色赤，腰酸痛。倾诊血淋又发，尿时刺痛并有余沥不尽，脉弦小，舌质红，中裂边暗。

大生地18g，炒黄连3g，炒黄柏6g，福泽泻9g，炒牡丹皮9g，墨旱莲12g，大蓟、小蓟各15g，粉草薢12g，茜草根18g，生甘草3g。7剂。

【病症诊断】

淋证是指以小便频数短涩，淋漓刺痛，小腹拘急引痛为主症的病证。以尿血或尿中夹血为主要症状的淋证则称为血淋。反复发作，发时尿频且痛，正为淋证的特点。色赤，为血淋的特点。尿时刺痛并有余沥不尽，刺痛，多为血瘀所致；余沥不尽，为尿不净。尿不净，中医学中，尿液属于津液，其外出也是在气的推动下进行的，一旦有气虚的情况出现，外推无力，则出现小便时间长、尿不净的感觉。

脉弦小，弦，主气滞；小，可由气血不足导致，也可由寒导致。舌质红，中裂边暗，红，为火；中裂，为津液不足；边暗，为血瘀。

纵观此证，为肾气不足所致。腰为肾之府，所以，腰酸痛为肾虚的表现；肾开窍于二阴，气虚不固，二阴固摄不力，在小便时则会出现尿频的情况；气虚推力不足，出现尿不净；气虚不能固血，导致出血，形成血尿；出血之后没有排出体外之时，就是瘀血，存在体内而出现刺痛和舌边暗的表象；清气不足，浊气增多，出现气滞，表现为脉弦；气虚血亦不足，气血两虚，出现脉小；气虚出现虚热，气滞出现郁热，所以舌质红；火灼津液，津液不足，出现舌质中裂。

【处方分析】

生地黄滋阴泻火；黄柏燥湿泻火并有坚阴之功；川黄连清热燥湿；牡丹皮凉血泻热；泽泻、草薢利尿通淋；墨旱莲、大蓟、小蓟、茜草根止血；生甘草泻热，调和诸药。

全方主要采用祛邪扶正法，以清热滋阴、利尿止血为主。

二诊：1976年4月29日。

患者血淋渐止，右腰酸痛，盗汗，脉弦小，苔薄腻。

生地黄18g，炒知母6g，通草4.5g，甘草梢3g，炒牡丹皮9g，大蓟、小蓟各15g，泽泻12g，杜仲9g，墨旱莲12g。7剂。

【病症诊断】

血淋渐止，为止血药之效。右腰酸痛，盗汗，说明仍有肾虚。脉弦小，诊断同前。苔薄腻，腻，为湿邪所致。

【处方分析】

以生地黄、知母滋阴泻热；牡丹皮凉血泻热；通草、泽泻利尿泻热；甘草梢除尿道中疼痛；大蓟、小蓟和墨旱莲止血；杜仲补肾气，除酸痛。

三诊：1976年5月6日。

患者血淋止后未发，尿频尿痛已除，但腰酸未已，脉弦细，舌红苔薄。

大生地18g，玄参12g，通草4.5g，甘草梢3g，炒知母、炒黄柏各6g，大蓟、小蓟各15g，炙龟甲18g（先煎），炒狗脊15g，川续断肉12g，益元散18g（包煎）。5剂。出院带回。

【病症诊断】

腰酸未已，乃肾气未复。脉弦细，乃气滞兼气血不足。舌红苔薄，说明还有火。

【处方分析】

生地黄、玄参、知母、黄柏、龟甲滋阴泻火；通草利尿，甘草梢除尿道疼痛；大蓟、小蓟止血；狗脊、川续断补肾强腰；益元散（由滑石、甘草和朱砂组成）利尿通淋。

【学习感悟】

（1）病之表象以邪实所致为主者，先祛邪后扶正。
（2）甘草梢除尿道疼痛效果很好。

膏　淋
（乳糜尿）

陈某，女，28岁。

一诊：1973年4月24日。患者乳糜尿已7个月余，尿浑，赤白相杂，甚则如膏，头晕，腰酸乏力，脉虚弦，舌淡红。

党参12g，黄芪12g，炒白术9g，粉草薢12g，炒知母、炒黄柏各6g，制熟地15g，小蓟草30g，茜草12g，墨旱莲12g，威喜丸9g（分吞）。15剂。

【病症诊断】

中医上的淋证分为膏淋、血淋、石淋、热淋、气淋、劳淋、寒淋等。膏淋是

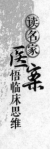

以小便浑浊如米泔水或滑腻如膏脂为主要表现的淋证；血淋是以溺血而痛为主要表现的淋证；石淋是以小便排出砂石为主症，或排尿时突然中断，尿道窘迫疼痛，腰腹绞痛难忍为主要表现的淋证；热淋是以起病急，尿频、尿急、尿道灼热涩痛、尿黄为主要表现的淋证；气淋是以小腹胀满比较明显，小便艰涩疼痛，尿后余沥不尽为主要表现的淋证；劳淋是以经常腰部酸痛，小便淋沥不已，遇劳即发为主要表现的淋证；寒淋是指因寒而淋，以先寒战而后尿淋沥不爽为特征，又叫冷淋。看看这位患者的症状，是以膏淋为主，兼有血淋。

头晕，腰酸乏力，应为气虚、肾虚的特征。从这个病症可知，此患者还有劳淋的特征。脉虚弦，虚为气虚；弦为气滞。舌淡红，淡为虚；红为火。

综上可知：气虚之后，排浊不力，出现淋证；清气不足，浊气郁结，导致气滞；气滞、气虚日久，出现郁火和虚火。

【处方分析】

党参、黄芪、白术健脾益气；萆薢利尿通淋；知母、黄柏滋阴泻火；熟地黄滋阴补肾；小蓟、茜草、墨旱莲止血；威喜丸（由茯苓、猪苓和黄蜡组成）补气，消除小便白浊。

二诊：1973年5月10日。

患者小便浑浊已减，有不爽感，头晕腰酸较轻，脉沉细，舌红润。

党参12g，黄芪12g，炒白术9g，制熟地15g，怀山药12g，粉萆薢12g，小蓟草30g，墨旱莲15g，泽泻12g，益母草15g，威喜丸9g（分吞）。14剂。

【病症诊断】

据病症所述，说明萆薢和威喜丸的通淋消浊作用很好。

脉沉细，沉，主里证；细，可由气血不足导致，也可由痰湿阻滞导致。舌红润，红，为火；润，说明补气之后，津液布散趋于正常。

【处方分析】

由于患者已经出现了"舌润"，所以，张伯臾先生在前方中去掉了知母、黄柏；"小便浑浊已减"，所以，减少止血药的应用，去掉了茜草；加用山药，增强健脾益气之力；加用泽泻，增加利尿泻火之功；加用益母草活血利水，以防止血留瘀。

三诊：1973年5月19日。

患者尿清，头晕腰酸亦减，脉弦细，苔薄。

党参15g，黄芪12g，炒白术9g，制熟地黄15g，怀山药12g，山茱萸9g，枸杞子9g，潼蒺藜、白蒺藜各9g，菟丝子12g，威喜丸9g（分吞）。7剂。

【病症诊断】

头晕腰酸亦减，减而未除，治疗还得继续。脉弦细，弦，为气滞；细，为气血不足。苔薄，这里没有提到舌质的情况。

【处方分析】

党参、黄芪、白术、山药益气健脾；熟地黄、山茱萸、枸杞子、菟丝子阴阳双补而强肾；白蒺藜理气，潼蒺藜补肾固精；威喜丸补气的同时消除小便白浊而巩固疗效。

由于气滞是由气虚引起的，治病求本，所以，此次处方还是以补气为主，只佐一味白蒺藜理气而治疗"脉弦"。

【学习感悟】

（1）治病求本，找到病根之后坚持用药。

（2）补肾，最好阴阳双补，补阴时，少佐以补阳药，则阴更得补；补阳时，少佐以补阴药，则阳更得生。

脏　毒
（慢性溃疡性结肠炎）

骆某，男，46岁。

一诊：1974年1月13日。患者腹痛，里急后重，大便量少，或为赤白冻，或为鲜血，日行3~4次，日间畏寒，夜间烦热，时轻时重，病延十载，脉弦小，苔黄腻。

炒槐花18g，炒当归12g，墨旱莲15g，炒苍术9g，炒黄柏9g，香连丸4.5g（分吞），全瓜蒌12g，薤白头6g，焦山楂、焦神曲各9g，荠菜花12g。服十余剂未见效。

【病症诊断】

腹痛，里急后重，大便量少，或为赤白冻，或为鲜血，日行3~4次，日间畏寒，夜间烦热，时轻时重，病延十载，脉弦小，苔黄腻，应为气虚不足，病久及阳，阳气虚弱；清气不足，浊气郁滞。气对津液有布散作用，气虚不能推行津液，

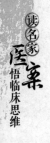

津液滞留，出现痰湿，阳气不足而生寒，寒痰凝结，出现"白冻"；气虚不固，血液外出，出现"出血"；阳气不足则畏寒，气滞郁热而生烦；气虚不固，推力不足则出现里急后重。

【处方分析】

槐花、墨旱莲止血；当归活血补血；苍术除痰；黄柏清热燥湿；瓜蒌、薤白除痰理气；焦山楂、焦神曲消食化积；香连丸、荠菜花治疗痢疾。

注意，本次处方后注明"服十余剂未见效"。

二诊： 1974年1月25日。

患者腹痛肠鸣，里急后重，便日行4~5次，色暗红，量不多，脉弦小，苔腻，舌边暗。

黄连3g，阿胶9g（烊冲），丹参15g，当归18g，赤芍、白芍各9g，炒槐花30g，墨旱莲15g，全瓜蒌12g，薤白头6g，二妙丸9g(分吞)。服30余剂效不显。

【病症诊断】

腹痛肠鸣，里急后重，便日行4~5次，量不多，脉弦小，苔腻，舌边暗，病症基本同前。

【处方分析】

黄连清热；阿胶补血；丹参、当归、白芍活血补血；槐花、墨旱莲止血；瓜蒌、薤白祛痰理气；二妙丸（苍术、黄柏）清热燥湿。

注意，病案注释"服三十余剂效不显"。

三诊： 1974年2月28日。

患者大便日行3~4次，色鲜红加白冻，两胁胀痛，纳可，脉弦小，苔薄黄腻。

槐花炭15g，炒防风9g，炒赤芍12g，阿胶12g（烊冲），陈皮4.5g，甘草6g，薏苡仁15g，焦山楂、焦神曲各9g，红藤30g，败酱草30g，脏连丸9g（分吞）。服10剂。

另：青黛粉4.5g，白及粉6g，皂荚粉4.5g，加温水100ml调匀灌肠，初每日1次，后隔日1次，至基本痊愈出院。

【病症诊断】

大便日行3~4次，色鲜红加白冻，纳可，脉弦小，苔薄黄腻，病症同前。两胁胀痛，说明气滞明显。

【处方分析】

槐花止血；赤芍凉血止血；阿胶补血；陈皮燥湿健脾；甘草健脾泻热；薏苡仁利湿泻热；焦山楂、焦神曲消食化积；红藤清热解毒，活血化瘀；败酱草除肠滞；防风、脏连丸治肠风下血。青黛清热凉血而解毒；白及止血；皂荚除痰，灌肠之后，药物直达病所，故而取效。

【学习感悟】

这里有一个问题：张伯臾先生用了这么多药之后，为什么效果都不是很好？

从以前的处方可以看出，虽然有的时候可以采取祛邪扶正法来取效，但更多的是要采用扶正祛邪法来治疗疾病。这位患者，虽有病邪存在，但病程10年，阳气虚弱为根本，故而，扶正应为第一要务。看看前面的处方，除了当归、丹参、阿胶、白芍为补血养血之品外，别无补品，所以，效不显。最后的灌肠，是改变给药途径，直接祛除病邪之法，故而能收到一定的效果。

记得《江苏中医杂志》（1983年第1期）有一篇文章：张德林介绍，曾治一位男性患者，心中虚烦懊侬，身热不去，胸脘闷痛，连服2剂栀子豉汤，收效甚微，后用栀子、杏仁按2∶1配比，研细，加白酒调成糊状，于睡前外敷膻中穴，用汗巾捆好，隔夜取下，局部呈现青紫色，闷痛即止。这就是改变用药途径而使药物直达病所。

其实，对我们而言，治好之验案值得好好学习，没有治好的失误病例也值得好好思考。此例患者，用了大量的祛邪药，应该有效，但结果却出人意料，原因就是正气未复，"正不压邪"，邪更盛。

裘沛然老先生曾自述一则病案：还记得在10年前治疗过一位痰饮患者。症见咳嗽剧烈，昼夜不停，气逆，痰涎如涌，病程已历年余，服中药已数百剂并遍尝西药，都无效果。该患者身体肥胖，舌苔白腻，胸膈支满，脉见沉弦。按照中医辨证，系属痰饮一类。治本则用温药和之，治标则用峻药逐之，前医多用温肺祛饮、运脾祛痰等法，其治法是无可非议的，然而病情始终未见好转。后乃求治于我，为处葶苈子、三子、平陈、指迷茯苓、射干麻黄、滚痰、涤痰等汤，也丝毫未瘥，后用控涎、十枣，亦未见效。我已技穷束手，而该患者既以虚名见慕，又屡更多医，均无办法，故治虽无效而仍坚求继续治疗。我不得已为其处一方，药仅三味，即黄芩、龙胆草、生地黄。芩、地各一两，龙胆草五钱，与服2剂，竟奏意外之功，咳嗽十减其九，痰唾如涌之象亦除，又服数剂而病愈。该病系痰饮，

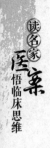

又无明显热象。"温药和之",为医界公认的治法,然而攻逐祛饮、温肺化痰、理气降逆之剂叠进而无寸效,最后乃以一般所忌用之方而愈其病,这已不是所谓不拘一格乃是破格的治法,然而居然用此以起经年不愈的沉疴。这种"法外之法"使我深切感到处方的不易,医生真是"可为而不可为",叶天士说这些话,大概也有同样的感受。

通篇,裘老也没有说出破格治法的理论依据,只说"作为一个合格的医生,应该知道人体内和自然界的未知数还很多,岂可以几种习用的方法以应万变的病症"。我看完这些,心里问了好几个"为什么"。

(1)中医辨证,首需八纲。八纲之中,有辨寒辨热。世间万病,非寒即热,非热即寒。裘老所治患者,长久用"温"不效,必要想到用"寒"(如果短时间用"温"不效,还要看用之"温"的对错)。最后裘老的"反其道而行之"取效就可证明这点。绝不可自认为辨证无误,"撞南墙也不回头",一条道走到黑。

(2)临床上有一种治疗叫作试探性治疗,又叫诊断性治疗,即在诊断不明或者没有把握的情况下采取的一种治疗方法。此方法要求用法明、用药简、用量轻。裘老最后治疗的三味药就符合这个要求,所以,我觉得在百般无奈之下,裘老就是进行试探性治疗,也许当时没有这个名词。所以,对于久治不愈之病,即使诊断明确,如裘老之病例,诊断也很明确,但治疗就是不见效时,试探性治疗必须要进行。对于疑难病证,诊断不是很明确时,也要选用试探性治疗。

(3)不要轻言放弃。患者的身体不是药物的试验场所,故而对此类患者要多思,要多问几个"为什么"。患者的疾病没有治好,说明所用之法或所用之药有问题。西医上有"血脑屏障",治疗时所选之药准确,但不能通过此屏障,依然不能解决问题,这时就要变"法";法对,用药及剂量错误,依然不能解决问题,如同一个房子着火了,我们都知道用水可以灭火,可若用"杯水",能有用吗?

在确定治疗之法和药没有问题之后,就要重新诊断。《百家验案辨证心法》中谈道:久病用药之人,其舌、脉的表现很有可能是由药物所引起的。此例患者,长久用药,中药、西药都服用,使得舌和脉很有可能已经不能正确反映疾病的本质,所以,这时最好放弃舌脉表象,从症状进行诊断。

咳嗽:说明胸中有浊气郁滞。

痰涎:脾为生痰之源,脾主涎,痰涎外出,为脾虚不固所致。

痰涎上涌:肾主纳摄,肾虚之后,不能纳摄所致。

病机:脾肾两虚,痰涎内阻,浊气滞留。

治疗：标以祛痰涎，降逆气；本以健脾补肾。

裘老的龙胆草和黄芩，祛痰湿、降逆气以治标；地黄滋阴补肾以治本。（我认为这里若加用一味茯苓健脾利湿，效果可能会更好。）

关于熟地黄，陈士铎在《本草新编》中谈道：故人有吐痰清稀者，用二陈消痰化痰之药，百无成功，乃服八味汤，而痰气之汹涌者顷刻即定。更有一种，朝夕之间，所吐皆白沫，日轻而夜重，甚则卧不能倒。用六味汤，大加熟地、山茱萸，一连数服，而痰即大减，再服数十剂，白沫尽消而卧亦安。

由于此例患者痰涎太多，而痰涎为正常津液产生，所以人体中正常津液减少，地黄滋阴，正好可取，由于用"温"不效，试用"寒凉"，故选生地黄。

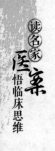

张锡纯医案

腿疼1
（脾虚血瘀）

一媪，年近七旬。陡然腿疼，不能行动，夜间疼不能寐。其家人迎愚调治，谓脉象有力，当是火郁作疼。及诊其脉，大而且弦，问其心中亦无热意。愚曰：此脉非有火之象，其大也，乃脾胃过虚，真气外泄也。其弦也，乃肝胆失和，木盛侮土也。

治以振中汤，加人参、白芍、山茱萸（去净核）各数钱，补脾胃之虚，即以抑肝胆之盛，数剂而愈。

【病症诊断】

一媪，年近七旬，说明年龄稍大，考虑气血不足。陡然腿疼，不能行动，发病急，应该是实邪所致。夜间疼不能寐，夜间发病，属于阴病。由于腿疼而导致不能睡觉，说明腿疼的程度剧烈，而剧烈的疼痛则表示有实邪存在。中医认为，人体之实邪分为：气滞、血瘀、痰湿水饮、积滞（包括积食、肠滞、结石、虫积）等。

其家人迎愚调治，谓脉象有力，当是火郁作疼。患者家人找张锡纯先生治疗的时候先说他们自己对病症的诊断，由此可知应是懂医之人或者是久病成医之人。他们见到脉跳动有力，也就是摸脉之后发现跳动有劲，就说是火邪郁滞而导致。及诊其脉，大而且弦，张锡纯先生诊脉，出现大和弦脉。

问其心中亦无热意。中医的问诊很重要，张锡纯先生在这里问患者有无发热，应该是确定患者有没有"火郁"的情况。

愚曰：此脉非有火之象，其大也，乃脾胃过虚，真气外泄也。其弦也，乃肝胆失和，木盛侮土也。通过问、望、切三诊，张锡纯先生已经了解了病症。这时，他说：这个脉不是你所说的有火之脉，脉的大，表示脾胃过于虚弱，血液得不到充养（脾主运化，脾胃正常，则饮食物中的营养物质和水液能正常地被运送而转化为血），气为血帅，血为气之母，就是说血是靠气来推动而运行的，而血又是气藏存的地方，血液不足，气无以藏，外出而形成脉之大，如同生活当中水里的鱼一样，水多了，鱼悠闲地藏存在水中，一旦水少了，鱼就会乱蹦跶，甚至出于水面。这里的水如同血液，鱼如同气。患者的弦脉，则是肝胆之气失于柔和，肝气横逆，肝木克脾土而形成的。

【处方分析】

治以振中汤，加人参、白芍、山茱萸（去净核）各数钱，补脾胃之虚，即以抑肝胆之盛，数剂而愈。振中汤，是张锡纯先生自创的方剂，由白术（六钱，炒）、当归身（二钱）、陈皮（二钱）、厚朴（钱半）、生明乳香（钱半）、生明没药（钱半）组成。以白术、陈皮健脾理气；以厚朴下气，给病邪以出路；以当归、乳香、没药补血活血而止疼。对于脾虚血瘀之证，有很好的疗效。张锡纯先生治疗这位患者的腿疼，又加上人参、白芍和山茱萸，不但增强补脾益气之功，而且又增加了养血滋阴之力，更妙的是用山茱萸来收敛肝气，使其不再横逆，故而，效果很好。

综上可知，导致病症出现的实邪就是血瘀。

这里，也许有人会问两个问题。

（1）"补脾胃之虚，即以抑肝胆之盛"是什么意思？

对于这位患者来说，因为脾胃虚弱之后，肝木来克制而侮脾土。一旦脾胃的功能恢复正常而增强，这时，肝木也就没有能力来欺负脾土了。

（2）上面谈到气血的关系时说这位患者是由于血虚，气外散形成的"大"脉，现在还用大量的补气药，会不会越补越厉害？

气有正邪之分，外散的、不能藏存的气为邪气，而人参、白术所补的是正气，正邪不两立，正能胜邪，补正气本身就能压邪气，所以，不可能出现越补气病越重的情况。再者，张锡纯先生的处方中有很多滋阴养血之品，如白芍、当归、山茱萸，使得所补之气有所藏，故而，正气不可能再转变成邪气。所以，这个顾虑是不存在的。

腿疼 2

（肝虚失疏，气血郁结）

曾治一人，年30许，当大怒之后，渐觉腿疼，日甚一日，两月后，卧床不能转侧。医者因其得之恼怒之余，皆用疏肝理气之药，病转加剧。后愚诊视，其左脉甚微弱，自言凡疼甚之处皆热。因恍悟《内经》谓"过怒则伤肝"，所谓伤肝者，乃伤肝经之气血，非必郁肝经之气血也，气血伤，则虚弱随之，故其脉象如斯也。其所以腿疼且觉热者，因肝主疏泄，中藏相火（相火生于命门，寄于肝胆），肝虚不能疏泄，相火即不能逍遥流行于周身，以致郁于经络之间，与气血凝滞，而作热作疼，所以热剧之处，疼亦剧也。

为制此汤，以萸肉补肝，以知母泻热，更以当归、乳香诸流通血气之药佐之，连服十剂，热愈疼止，步履如常。

萸肉（去净核）一两，知母六钱，生明乳香三钱，生明没药三钱，当归三钱，丹参三钱。

服药数剂后，左脉仍不起者，可加续断三钱，或更加生黄芪三钱，以助气分亦可。觉凉者，可减知母。

【病症诊断】

年三十许，乃为壮年之人。当大怒之后，渐觉腿疼，日甚一日，两月后，卧床不能转侧，告诉我们病因是大怒，表象是腿疼。这里要注意的是腿疼渐发，一般来说，突发者多属于实证，渐发者多属于虚证。

医者因其得之恼怒之余，皆用疏肝理气之药，病转加剧，说明药不对证。理气之药有伤阴血之弊，药后更甚，说明发病原因为阴血不足。

其左脉甚微弱，右脉为肺脾肾，左脉为心肝肾，脉弱，表示气血不足。

自言凡疼甚之处皆热，热有三种，即实热、虚热和郁热。从前面的脉象可知没有火热表现，故而，可以排除实热。

因恍悟《内经》谓"过怒则伤肝"，所谓伤肝者，乃伤肝经之气血，非必郁肝经之气血也，气血伤，则虚弱随之，故其脉象如斯也。张锡纯先生的感悟，很值得后人借鉴学习。

其所以腿疼且觉热者，因肝主疏泄，中藏相火（相火生于命门，寄于肝胆），肝虚不能疏泄，相火即不能逍遥流行于周身，以致郁于经络之间，与气血凝滞，而作热作疼，所以热剧之处，疼亦剧也。相火，是相对于君火而言的。肝肾之火为相火，心火为君火。相火亢盛则为害。也就是说肝主疏泄，调气调血，肝虚之后，疏泄功能下降，气血不能调达而郁结，郁结化热，从而出现腿疼兼热。

【处方分析】

为制此汤，以萸肉补肝，以知母泻热，更以当归、乳香诸流通血气之药佐之，连服十剂，热愈疼止，步履如常。这里的"此汤"，为曲直汤，是治疗肝虚腿疼、左部脉微弱的方剂，其组成为山茱萸（去净核）一两、知母六钱、生明乳香三钱、生明没药三钱、当归三钱、丹参三钱。

最后，张锡纯先生还谈道："服药数剂后，左脉仍不起者，可加续断三钱，或更加生黄芪三钱，以助气分亦可。觉凉者，可减知母。"

腿疼 3
（虚人感寒，气滞血瘀）

邻村窦某，年过三旬，于孟冬得腿疼证。

禀赋素弱，下焦常畏寒凉，一日因出门寝于寒凉屋中，且铺盖甚薄，晨起遂病腿疼。初疼时犹不甚剧，数延医服药无效，后因食猪头肉其疼陡然加剧，两腿不能任地，夜则疼不能寐，其脉左右皆弦细无力，两尺尤甚，至数稍迟。

处方：野党参六钱，当归五钱，怀牛膝五钱，胡桃仁五钱，乌附子四钱，补骨脂（炒捣）三钱，滴乳香（炒）三钱，明没药（不炒）三钱，威灵仙钱半。

共煎汤一大盅，温服。

【病症诊断】

禀赋素弱，气血不足。下焦常畏寒凉，下焦，指的是腰腹。气有五个特点，其中一个就是具有温煦作用，此患者平时有气虚情况，故而，气虚之后，温煦作用下降，这时就出现了"畏寒凉"之症。

一日因出门寝于寒凉屋中，且铺盖甚薄，晨起遂病腿疼，说明病因为受寒。初疼时犹不甚剧，说明受寒不严重。后因食猪头肉其疼陡然加剧。"或问：猪肉原为寻常服食之物，何以因食猪头肉而腿疼加剧乎？答曰：猪肉原有苦寒有毒之说，曾见于各家本草。究之，其肉非苦寒，亦非有毒，而猪头之肉实具有咸寒开破之性，是以善通大便燥结，其咸寒与开破皆与腿之虚寒作疼者不宜也，此所以

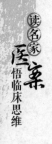

食猪头肉后而腿之疼加剧也。"两腿不能任地，夜则疼不能寐，当为气滞血瘀证的表现。

其脉左右皆弦细无力，弦，为气滞；细，可由气血不足导致，也可由寒湿导致；无力，为气血不足所致。两尺尤甚，这里指下焦。号脉，寸关尺三脉虽然可以定位脏腑病证，但有时候也可以定位三焦病证。至数稍迟，这里的数，指的是一息四至，至数，就是说一息四至这个数；稍迟，就是说跳动比较慢。至数稍迟，就是说脉跳动得较慢，不到一息四至这个正常值。迟，为寒。

综上可知，此患者为气血不足，复又受寒，寒性收涩，气血运行缓慢，出现气滞血瘀。

【处方分析】

党参益气；当归活血补血；附子、补骨脂祛寒；乳香、没药祛瘀止痛；牛膝、核桃仁补下焦肝肾的同时，更能引导诸药达于腿部；威灵仙通经络、祛寒湿。

二诊：将药连服5剂，腿之疼稍觉轻而仍不能任地，脉象较前似稍有力。问其心中服此热药多剂后仍不觉热，因思其疼在于两腿，当用性热质重之品，方能引诸药之力下行以达病所。

处方：野党参五钱，怀牛膝五钱，胡桃仁五钱，乌附子四钱，白术（炒）三钱，补骨脂（炒捣）三钱，滴乳香（炒）三钱，明没药（不炒）三钱，生硫黄（研细）一钱。

药共九味，将前八味煎汤一大盅，送服硫黄末五分，至煎渣再服时，又送服所余五分。

将药连服8剂，腿疼大见轻减，可扶杖行步，脉象已调和无病，心中微觉发热，俾停服汤药，每日用生怀山药细末七八钱许，煮作茶汤，送服青娥丸三钱，或一次或两次皆可，后服至月余，两腿分毫不疼，步履如常人矣。

【病症诊断】

将药连服5剂，腿之疼稍觉轻而仍不能任地，说明病虽减轻但效果还不理想。脉象较前似稍有力，应该是温补之品所起的作用。问其心中服此热药多剂后仍不觉热，说明温性之品的药效不足。因思其疼在于两腿，当用性热质重之品，方能引诸药之力下行以达病所，这是根据升降浮沉之理——质地沉重者下沉，质地轻浮者上升所得。

【处方分析】

前方去掉威灵仙、当归，加用生硫黄、白术。将药连服8剂，腿疼大见轻减，可扶杖行步，脉象已调和无病，效果很是不错。心中微觉发热，应为硫黄的效用。俾停服汤药，每日用生怀山药细末七八钱许，煮作茶汤，送服青娥丸三钱，或一次或两次皆可，后服至月余，两腿分毫不疼，步履如常人矣。山药，健脾益气；青娥丸，由杜仲、龟甲、黄柏、知母、枸杞子、五味子、当归、芍药、黄芪、补骨脂组成，补肾滋阴，益气养血。两药合用，扶正固本。

最后，要说的一点是，取象比类是中医的一种思维方法，先用取象比类之法思考问题，然后再验之以临床，正确的则成为经验而固定下来。张锡纯先生对"猪头肉"的定性就是这样来的。

冲气上冲兼奔豚

天津张某，年45岁，得冲气上冲兼奔豚证。

初秋之时，患赤白痢证，医者两次用大黄下之，其痢愈而变为此证。每夜间当丑寅之交，有气起自下焦挟热上冲，行至中焦觉闷而且热，心中烦乱，迟十数分钟其气上出为呃，热即随之消矣。其脉大致近和平，惟两尺稍浮，按之不实。

此因病痢时，连服大黄下之，伤其下焦气化，而下焦之冲遂挟肾中之相火上冲也。其在丑寅之交者，阳气上升之时也。宜用仲师桂枝加桂汤加减治之。

处方：桂枝尖四钱，生怀山药一两，生芡实（捣碎）六钱，清半夏（水洗三次）四钱，生杭芍四钱，生龙骨（捣碎）四钱，生牡蛎（捣碎）四钱，生麦芽三钱，生鸡内金（黄色，捣）二钱，黄柏二钱，甘草二钱。

共煎汤一大盅，温服。

将药煎服2剂，病愈强半，遂即原方将桂枝改用三钱，又加净萸肉、甘枸杞各四钱，连服3剂痊愈。

【病症诊断】

初秋之时，说明发病时间。如果是外感病证，发病季节很重要。患赤白痢证，就是现在所说的痢疾病证。

医者两次用大黄下之，其痢愈而变为此证。使用大黄泻下之后，痢疾好了，但却出现了变证，即病案名称中的冲气上冲兼奔豚证。这里，我们要注意的是该病证乃使用大黄后所得。由于用大黄把痢疾治好了，故而，说明大黄治疗痢疾很

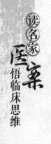

对证，但是，又出现了变证，说明这是大黄的副作用。而大黄的副作用有两个方面：一是大黄在泻下的同时很容易伤正，故而，只能用于实证而不能用于虚证；二是大黄味苦而性寒，只能用于热性病证而不能用于寒性病证。由此我们可以推断出患者以前应该还有虚证或者寒性病证。

每夜间当丑寅之交。中医认为十二经对应十二时辰。丑时是指凌晨1点到3点，为肝经当令之时，肝主疏泄，丑时是阳气开始升发的时候。我们看看"丑"字，是不是就像手被勒住了？故而，丑时的阳气虽然升发起来，但一定要有所收敛，有所控制，也就是升中要有降。寅时是指凌晨3点到5点，为肺经当令之时，肺主排浊，这时人体会更多地排出浊气浊物，如五更泻，就是这个时候出现的排浊。

有气起自下焦挟热上冲，行至中焦觉闷而且热，心中烦乱，迟十数分钟其气上出为呃，热即随之消矣。逆气上冲，遂发奔豚。丑寅之时发生，说明阳气生发之时，收敛不足。气为血之帅，血为气之母，津血同源，气只有藏于血和津液之中才能发挥正常的作用，换句话说，血液和津液对气有敛藏之功。现在，阳气的收敛不足，说明津血虚少。从这里也可知，此例患者在患有痢疾的时候就有正虚的情况存在。

其脉大致近和平，惟两尺稍浮，按之不实。尺脉反应肾的情况，稍浮，说明气散；按之不实，说明津液虚少，这是因为肾为水脏而主津液。

此因病痢时，连服大黄下之，伤其下焦气化，而下焦之冲遂挟肾中之相火上冲也。其在丑寅之交者，阳气上升之时也。宜用仲师桂枝加桂汤加减治之。这是张锡纯先生的辨证论治。至于奔豚气，在前面张伯臾先生的医案里已经谈过了。

【处方分析】

重用桂枝降逆；白芍养阴的同时兼以收敛；山药健脾补肾，能生阴液；半夏健脾和中，降逆止呕；芡实收敛固精；生龙骨平肝潜阳，生牡蛎益阴潜阳；黄柏以平下焦之热；生麦芽健脾胃助消化的同时兼有调达之性，使诸药之收敛不能太过；生鸡内金助消化而帮助龙骨、牡蛎等药物更充分地被人体吸收而发挥作用；甘草调和诸药。

将药煎服2剂，病愈强半，辨证准确，用药到位，效果自然很好。遂即原方将桂枝改用三钱，又加净萸肉、甘枸杞各四钱，连服三剂痊愈。因逆气得到明显改善，故而减少桂枝的用量，加用山茱萸和枸杞子滋阴养血以治本。

胃脘疼闷

天津徐氏妇，年近三旬，得胃脘疼闷证。

本南方人，久居北方，远怀乡里，归宁不得，常起忧思，因得斯证。中焦气化凝郁，饮食停滞艰于下行，时欲呃逆，又苦不能上达，甚则蓄极绵绵作疼。其初病时，惟觉气分不舒，服药治疗3年，病益加剧，且身形亦渐羸弱，呼吸短气，口无津液，时常作渴，大便时常干燥，其脉左右皆弦细，右脉又兼有牢意。

处方：生怀山药一两，大甘枸杞八钱，生箭芪三钱，生鸡内金（黄色，捣）三钱，生麦芽三钱，玄参三钱，天花粉三钱，天冬三钱，生杭芍二钱，桂枝尖钱半，生姜三钱，大枣（掰开）三枚。

共煎汤一大盅，温服。

【病症诊断】

本南方人，久居北方，中医讲究因地、因时、因人制宜。远怀乡里，归宁不得，常起忧思，因得斯证，告诉我们病因是忧虑。中医认为，忧思忧虑而伤脾。中焦气化凝郁，脾胃居于中焦。这句话是说脾气不运，原因为脾主运化，忧思伤脾之后，运化不畅。饮食停滞艰于下行，脾主运化，脾虚之后，运化不畅，积食停滞。时欲呃逆，胃气以降为顺，胃中饮食物不能下降而停滞，导致气郁，根据就近原则，则发呃逆。又苦不能上达，甚则蓄极绵绵作疼，说明气郁不甚。气郁严重，则呃逆连连；气郁较轻，呃逆不上，郁结之后，则绵绵作疼。

其初病时，惟觉气分不舒，服药治疗3年，病益加剧，且身形亦渐羸弱，呼吸短气，口无津液，时常作渴，大便时常干燥。脾主运化，不但运送营养物质，更能布散津液。脾虚不运，津液不能布散，故而出现上面的症状。

其脉左右皆弦细，弦，为气滞；细，主阴血不足。虽然细脉也主湿，但从症状来看，没有湿邪表现，故而，这里不谈。右脉又兼有牢意。牢脉，是沉按（即重按）之后出现实大弦长。由于前面的症状中有积食存在，所以，这里的右代表的应是中焦脾胃部位有实证存在。

从这里可知，患者是脾虚不运，积食内停；积食停滞，不但导致呃逆，更导致气郁；脾虚不运，津液布散失常，出现"口无津液，时常作渴，大便时常干燥"之津液虚少证。

治疗时宜健脾益气，消食化积，滋阴补津，降逆止呕。

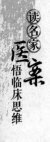

【处方分析】

用黄芪、山药、大枣来健脾补气；枸杞子、玄参、天花粉、天冬、杭白芍滋阴养血；生鸡内金、生麦芽消食化积；生姜降逆止呕；桂枝尖，张锡纯先生在这里应用，主要起到升降脾胃的作用。

这里要注意的是，山药在健脾的同时还能滋阴，为治本之药，故而，用量很大。

二诊：将药连服5剂，诸病皆大轻减，而胃疼仍未脱然，右脉仍有牢意。度其疼处当有瘀血凝滞，拟再于升降气化药中加消瘀血之品。

处方：生怀山药一两，大甘枸杞八钱，生箭芪三钱，玄参三钱，天花粉三钱，生麦芽三钱，生鸡内金（黄色，捣）二钱，生杭芍二钱，桃仁（去皮，炒捣）二钱，广三七（轧细）二钱。

药共10味，将前9味煎汤一大盅，送服三七末一半，至煎渣再服时，仍送服其余一半。

效果：将药连服4剂，胃中安然不疼，诸病皆愈，身形渐强壮。脉象已如常人，将原方再服数剂以善其后。

【病症诊断】

将药连服5剂，诸病皆大轻减，说明药已对证。而胃疼仍未脱然，结合初诊时的情况，胃疼有两方面的原因，一是气郁所致，二是胃中积食所致。右脉仍有牢意，说明积食存在。度其疼处当有瘀血凝滞，拟再于升降气化药中加消瘀血之品。正如颜德馨先生所言，"久病必有瘀"。

【处方分析】

前方去掉生姜、大枣、桂枝尖和天冬，加用桃仁和三七，活血化瘀。

将药连服4剂，胃中安然不疼，诸病皆愈，身形渐强壮，说明瘀去身安。脉象已如常人，将原方再服数剂以善其后。

这里有一个问题：既然前面诊断的是积食所致的疼痛，而这里用了活血化瘀之品后病就好了，为什么？

看看处方，既有健脾助运的药物来消除积食，又有麦芽、鸡内金直接消食之品，积食自然就会慢慢消降。因为病久入络，积食难消，加用桃仁、三七两药之后，不但活血祛瘀，更因质地沉重而有下沉之功，而积食也是以降为顺，所以，用其治疗积食久滞之证，很是不错。

肠结腹疼

天津李某，年25岁，于仲春得腹结作疼证。

偶因恼怒触动肝气，遂即饮食停肠中，结而不下作疼。食结肠中，时时切疼，20余日大便不通。始犹少进饮食，继则食不能进，饮水一口亦吐出。延医服药，无论何药下咽亦皆吐出，其脉左右皆微弱，犹幸至数照常，按之犹有根柢，知犹可救。

治此等证，必止呕之药与开结之药并用，方能直达病所，又必须内外兼治，则久停之结庶可下行。

处方：用硝菔通结汤，送服生赭石细末，汤分3次服下（每50分钟服1次），共送服赭石末两半，外又用葱白四斤切丝，醋炒至极热，将热布包熨患处，凉则易之。又俾用净莨肉二两，煮汤一盅，结开下后饮之，以防虚脱。

自晚八点钟服，至夜半时将药服完，炒葱外熨，至翌日早八点钟下燥粪二十枚，后继以溏便。知其下净，遂将莨肉汤饮下，安然痊愈。若虚甚者，结开欲大便时，宜先将莨肉汤服下。

【病症诊断】

偶因恼怒触动肝气，此为怒伤肝。遂即饮食停肠中，结而不下作疼。肝主疏泄而调气，肝木能疏脾土，肝伤之后，调气功能下降，木不疏土，脾虚不运，饮食不化而停滞，形成积食、肠滞之证。食结肠中，时时切疼，20余日大便不通，从这里可知，食物不化，下行之后，出现肠滞。

始犹少进饮食，继则食不能进，饮水一口亦吐出。下不通，上肯定不能进，就好像一楼的下水道管子堵了，三楼的废水自然就不能下行。若水不下行还继续往下水道倒水，倒一点水它也会溢出来，这点如同这位患者的"饮水一口亦吐出"。延医服药，无论何药下咽亦皆吐出，水都不进，何况是药？

其脉左右皆微弱，乃明显的气血不足之证。因气对血有推动作用，气虚之后，推动无力，血运受阻，一是会形成血瘀证，二是可出现血虚证。再加上脾不运化，患者不能饮食，营养物质和水液不能为人体所吸收，故而，也会出现血虚之证。至于气虚的来源，前面的第一句话就表明"怒伤肝"。

犹幸至数照常，按之犹有根柢，知犹可救。正常的脉，要有神、有根、有胃气。什么是神？这里的神，是神气，即脉体充实，节律整齐，柔和有力。什么是根？根，就是根本，有根之脉的表现是三部脉或者尺脉沉取应和缓有力，重按不

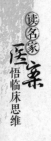
绝。有胃气，是摸脉时感觉到从容和缓。这位患者的脉还有根，说明还可治疗，正如《脉诀》中说的"寸关虽无，尺尤不绝，如此之流何忧殒灭"。

治此等证，必止呕之药与开结之药并用，方能直达病所，又必须内外兼治，则久停之结庶可下行。巧妇难为无米之炊，药不进，怎能治病？因为患者喝口水都吐，故而，不用止呕之品是不行的；肠腑不通，饮食何以进，故而，止呕和泻下两法同用，才能解决问题。还有，内服不行，外用却可，故而，内外结合以同治。

【处方分析】

硝菔通结汤，这是张锡纯先生自创的药方，由净朴硝和鲜莱菔组成；主要用于大便燥结久不通，身体兼羸弱者。其用法用量为：净朴硝四两，鲜莱菔五斤。将莱菔切片，同朴硝和水煮之。初次煮，用莱菔片一斤，水五斤，煮至莱菔烂熟捞出。就其余汤，再入莱菔一斤。如此煮五次，约得浓汁一大碗，顿服之。若不能顿服者，先饮一半，停一点钟，再温饮一半，大便即通。若脉虚甚，不任通下者，加人参数钱，另炖同服。张锡纯先生还解释说：软坚通结，朴硝之所长也。然其味咸性寒，若遇燥结甚实者，少用之则无效，多用之则咸寒太过，损肺伤肾。其人或素有劳疾或下元虚寒者，尤非所宜。惟与莱菔同煎数次，则朴硝之咸味尽被莱菔提出，莱菔之汁浆尽与朴硝融化。夫莱菔味甘，性微温，煨熟食之，善治劳嗽短气，其性能补益可知。取其汁与朴硝同用，其甘温也，可化朴硝之咸寒；其补益也，可缓朴硝之攻破。若或脉虚不任通下，又借人参之大力者，以为之扶持保护。然后师有节制，虽猛悍亦可用也。

送服生赭石细末，因赭石质重下沉，善止呕逆。

外又用葱白四斤切丝，醋炒至极热，将热布包熨患处，凉则易之。醋炒葱白，温通二便效果非常好。《陕西中医函授》（1984年第4期）李颖介绍说"醋炒葱白熨脐腹，温通二便效非常"，文中还介绍一则病案。王某，男，58岁，农民。患者1975年10月秋收中，因冒雨收割水稻1天，至夜间感冒发热，卧床不起，第二天渐觉右半身肢体麻木，活动不便，口眼歪斜，舌体强，语言不利，大便不解，小便正常，遂住院治疗。西医诊断为"脑血栓形成"，中医诊断为"中风"。住院7天来饮食正常，每天吃饭一大碗（约六两），但患者腹胀，大便一直未解，医者遍用大、小、调胃、增液承气汤及新加黄龙、增液汤、麻子仁丸诸泻下通便剂，大便仍无开通之意。至第十天，复加小便闭结不通，其人腹胀如鼓，疼痛难忍，呻吟不已，此时病情急迫，急需开闭散结，通达腑气。速用大葱五斤切碎，上好米醋二斤，先将醋入锅内加热，再将葱段入锅内炒热，分两份用纱布包裹，交替热熨脐周及下腹部（注意：不能太烫，亦不能太凉，烫则有皮肉之苦，凉则其功不达，需再次加温）。至10分钟左右，患者自觉腹胀更甚，再熨5分钟时许，矢气频作，小便欲滴，后二便通畅。

又俾用净萸肉二两，煮汤一盅，结开下后饮之，以防虚脱。身体本虚，二十几日不大便，现在突然通下，必须要防止虚脱。这就是中医上说的"未病先防"。

自晚8点钟服，至夜半时将药服完，炒葱外熨，至翌日早8点钟下燥粪二十枚，后继以溏便，说明效果非常好。知其下净，遂将萸肉汤饮下，安然痊愈，此为防未病。若虚甚者，结开欲大便时，宜先将萸肉汤服下，告诉我们怎样更好地防未病。

腰　疼

天津李某，年34岁，得腰疼证。

劳心过度，数日懒食，又勉强远出操办要务，因得斯证。其疼剧时不能动转，轻时则似疼非疼绵绵不已，亦恒数日不疼，或动气或劳力时则疼剧。心中非常发闷，其脉左部沉弦，右部沉牢，一息四至强。观其从前所服之方，虽不一致，大抵不外补肝肾强筋骨诸药，间有杂似祛风药者。自谓得病之初，至今已3年，服药数百剂，其疼卒未轻减。

处方：生怀山药一两，大甘枸杞八钱，当归四钱，丹参四钱，生明没药四钱，生五灵脂四钱，穿山甲（炒捣）二钱，桃仁（去皮，捣碎）二钱，红花钱半，土鳖虫（捣碎）五枚，广三七（轧细）二钱。

药共11味，先将前10味煎汤一大盅，送服三七细末一半，至煎渣重服时，再送其余一半。

将药连服3剂，腰已不疼，心中亦不发闷，脉象虽有起色，仍未复常，遂即原方去山甲加川续断、生杭芍各三钱，连服数剂，脉已复常，自此病遂除根。

【病症诊断】

劳心过度，数日懒食，又勉强远出操办要务，因得斯证，应为气血两伤，饮食又跟不上，加之继续操劳，更伤气血。其疼剧时不能动转，说明有实证存在。气对血有推动作用，气虚之后，推动无力，就会出现血瘀的情况。

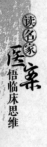

轻时则似疼非疼绵绵不已，亦恒数日不疼，应为虚证的表现。动气或劳力时则疼剧，动气就是生气、发怒，这样不但耗气，更耗血；劳力，则伤气血。

脉左部沉弦，沉主里证；弦，主气滞。右部沉牢，牢，是沉按实大弦长之意，主阴寒内积、疝气、癥瘕等病证。一息四至强，强，是"多"的意思，即一呼一吸时脉跳动的次数为四次多点。

观其从前所服之方，虽不一致，大抵不外补肝肾强筋骨诸药，间有似祛风药者，自谓得病之初，至今已3年，服药数百剂，其疼卒未轻减。前医用药，可做借鉴。病程很长，注意久病入络、久病必有瘀的情况。

综上可知，这位患者是气血不足、气滞血瘀为病。

【处方分析】

山药健脾益气；枸杞子、当归、丹参滋阴养血兼以活血；五灵脂理气止痛；没药、穿山甲、桃仁、红花、土鳖虫、三七祛瘀止痛。全方共用，补益气血、理气消瘀，针对病本治疗。

将药连服3剂腰已不疼，心中亦不发闷，说明效果不错。脉象虽有起色，仍未复常，遂即原方去穿山甲加川续断、生杭白芍各三钱，连服数剂，脉已复常，自此病遂除根。续断补肝肾，续筋骨，通血脉，利关节；杭芍滋阴养血。张锡纯先生去掉了价格较贵之穿山甲，加用续断和杭白芍通脉养血以扶正，继续治本以消除病根。

附：张锡纯先生对腰疼的论述

医者治病不可预有成见，临证时不复细审病因。方书谓腰者肾之府，腰疼则肾脏衰惫，又谓肝主筋肾主骨，腰疼为筋骨之病，是以肝肾主之。治腰疼者因先有此等说存于胸中，恒多用补肝肾之品。究之，此证由于肝肾虚者甚少，由于气血瘀者颇多，若因努力任重而腰疼者尤多瘀证。曾治一人因担重物后腰疼，为用三七、土鳖虫等分共为细末，每服二钱，日两次，服三日痊愈。又一人因抬物用力过度，腰疼半年不愈，忽于疼处发出一疮，在脊梁之旁，微似红肿，状若复盂，大径七寸。疡医以为腰疼半年始发现此疮，其根蒂必深，不敢保好，转求愚为治疗，调治两旬始愈。然使当腰初觉疼之时，亦服三七、土鳖以开其瘀，又何至有后时之危险乎。又尝治一妇，每当行经之时腰疼殊甚，诊其脉气分甚虚，于四物汤中加黄芪八钱，服数剂而疼愈。又一妇腰疼绵绵不止，亦不甚剧，诊其脉知其下焦虚寒，治以温补下焦之药，又于服汤药之外，俾服生硫黄细末一钱，日两次，硫黄服尽四两，其疼除根。是知同是腰疼而其致病之因各异，治之者安可胶柱鼓瑟哉。

小便白浊

天津李某，年26岁，得小便白浊证。

于季秋乘大车还家，中途遇雨，衣服尽湿，夜宿店中，又披衣至庭中小便，为寒风所袭，遂得白浊之证。尿道中恒发刺痒，每小便完时有类精髓流出数滴。今已三月，屡次服药无效，颇觉身体衰弱，精神短少，其脉左部弦硬，右部微浮重按无力。

处方：生箭芪五钱，净萸肉五钱，生怀山药五钱，生龙骨（捣碎）五钱，生牡蛎（捣碎）五钱，生杭芍四钱，桂枝尖三钱，生怀地黄三钱，甘草钱半。

共煎汤一大盅，温服。

将药连服3剂，病即痊愈，因即原方去桂枝以熟地易生地，俾再服数剂以善其后。

【病症诊断】

于季秋乘大车还家，中途遇雨，衣服尽湿，夜宿店中，又披衣至庭中小便，为寒风所袭，遂得白浊之证，说明病因是先受湿后感寒风。白浊，就是小便的时候有白色浊液流出。每小便完时有类精髓流出数滴，这就是白浊。身体衰弱，精神短少，脉左部弦硬，右部微浮重按无力。综上可知，此患者是感受湿、寒、风之后，导致气虚、气滞出现；脾气虚弱，运化无力，津液不能布散，白浊出现。

【处方分析】

黄芪、山药健脾益气；山茱萸、龙骨、牡蛎收涩以敛白浊；桂枝发散风寒；杭白芍、生地黄养血滋阴，不但能补充因白浊流失而导致对人体有用的津液之不足，更能防止黄芪和桂枝的过热；甘草调和药性。

将药连服3剂，病即痊愈，说明效果不错。因即原方去桂枝以熟地黄易生地黄，俾再服数剂以善其后，乃采用扶正祛邪法以巩固疗效。

心虚不寐

天津徐某，年66岁，于季春得不寐证。

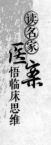
因性嗜吟咏，暗耗心血，遂致不寐。自冬令间有不寐之时，未尝介意，至春日阳生病浸加剧，迨至季春恒数夜不寐，服一切安眠药皆不效。精神大为衰惫，心中时常发热，懒于饮食，勉强加餐，恒觉食停胃脘不下行。大便干燥，恒服药始下。其脉左部浮弦，右脉尤弦而兼硬，一息五至。

处方：生怀山药一两，大甘枸杞八钱，生赭石（轧细）六钱，玄参五钱，北沙参五钱，生杭芍五钱，酸枣仁（炒捣）四钱，生麦芽三钱，生鸡内金（黄色，捣）钱半，茵陈钱半，甘草二钱。

共煎一大盅，温服。

【病症诊断】

因性嗜吟咏，暗耗心血，遂致不寐，这告诉了我们病因。结合心中时常发热，不欲饮食，强食则觉停胃脘不下行，大便干燥，脉左部浮弦，右脉弦而兼硬，一息五至，此例患者应是气血不足；脾气虚弱，积食停滞，出现气滞；气滞之后，产生郁火，故而"心中时常发热"；脾虚不运，肠道干涩，出现"大便干燥"。

【处方分析】

山药健脾益气；枸杞子滋阴养血。两药合用，补益气血。玄参、沙参、杭白芍滋补津液；赭石降气化积。这几种药合用，通泻胃肠。酸枣仁安神，消除失眠这个表象；生麦芽、鸡内金消食化积；茵陈蒿清热利湿，《本草拾遗》中谓其"去滞热"，《医林纂要》中谓其"去郁、解热"，《本草蒙筌》中谓其"行滞""宽膈"，这里应用，可以消除气滞；甘草调和诸药。

二诊：将药煎服2剂，夜间可睡两三点钟，心中已不发热，食量亦少加增，大便仍滞，脉象不若从前之弦硬，遂即原方略为加减俾再服之。

处方：生怀山药一两，大甘枸杞八钱，生赭石（轧细）六钱，玄参五钱，北沙参五钱，酸枣仁（炒捣）四钱，龙眼肉三钱，生杭芍三钱，生鸡内金（黄色，捣）钱半，生远志钱半，茵陈一钱，甘草钱半。

共煎汤一大盅，温服。

将药连服三剂，夜间安睡如常，食欲已振，大便亦自然通下。惟脉象仍有弦硬之意，遂将方中龙眼肉改用八钱，俾多服数剂以善其后。

【病症诊断】

将药煎服2剂，夜间可睡两三点钟，心中已不发热，这更多的是茵陈所起的作用。食量亦少加增，大便仍滞，说明肠腑还未畅通。脉象不若从前之弦硬，遂即原方略为加减俾再服之，乃效不更方。

【处方分析】

此次处方，去掉生麦芽，加用龙眼肉和生远志，增强补益心脾、滋阴养血、安神之功。

将药连服3剂，夜间安睡如常，食欲已振，大便亦自然通下，说明效果很好。惟脉象仍有弦硬之意，说明仍有邪实情况存在。遂将方中龙眼肉改用八钱，俾多服数剂以善其后，以扶正祛邪。

大气下陷

天津李某，年32岁，拉洋车为业，得大气下陷证。

腹中觉饥，未吃饭，枵腹奔走七八里，遂得此病。呼吸短气，心中发热，懒食，肢体酸懒无力，略有动作，即觉气短不足以息。其脉左部弦而兼硬，右部则寸关皆沉而无力。

处方：生箭芪八钱，知母五钱，桔梗二钱，柴胡二钱，升麻钱半，生杭芍五钱，龙胆草二钱。

共煎汤一大盅，温服。将药连服2剂，诸病脱然痊愈。

【病症诊断】

腹中觉饥，未吃饭，枵腹奔走七八里，遂得此病。枵（xiāo）腹，就是空腹、饥饿的意思。这句话告诉我们这位患者是饿着肚子劳累之后而得的病。

呼吸短气，肢体酸懒无力，略有动作，即觉气短不足以息，均为气虚的表现。心中发热，应为清气不足，浊气郁结而发热。懒食，应为脾气虚弱，不欲饮食。

脉左部弦而兼硬，应为气滞。右部则寸关皆沉而无力，沉主里证，无力主气虚。

由此可知，这位患者是饿着肚子还劳累，气虚严重，形成气陷证，清气不足，浊气郁结所致。

治病求本，补气升提是治本，理气降气散火为治标。

【处方分析】

黄芪健脾补气的同时更具升提之功；桔梗、柴胡和升麻提气兼理气；知母、杭白芍滋阴泻火；龙胆草降浊气以泻火。全方共用，补气升清降浊，清散火邪，

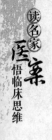

标本同治。

将药连服2剂，诸病脱然痊愈，说明效果确实不错。

这个方子是由张锡纯先生自拟的升陷汤化裁而来的。临床上，见到大气下陷的患者，用升陷汤，效果很不错。记得2006年的时候，遇见一位患者，60多岁，女性。患者自述胸闷，呼吸困难，心慌，西医检查发现"肺泡破裂"，住院20余天，虽有缓解，但仍觉难受。出院后，予其升陷汤原方治疗，即黄芪18g、知母9g、柴胡5g、桔梗5g、升麻3g。患者服用3剂后，胸闷消失，呼吸明显感觉通畅许多。继用1周，诸症消失。

消　渴

邑人某，年二十余，贸易津门，得消渴证。求津门医者，调治三月，更医十余人不效。归家就医于愚。诊其脉甚微细，旋饮水旋即小便，须臾数次。投以玉液汤，加野台参四钱，数剂渴止，而小便仍数。又加萸肉五钱，连服十剂而愈。

【病症诊断】

一位二十多岁的患者，在津门做贸易工作，患消渴证。然后就在津门求医治疗，换了十几位医生，调治了3个月，就是不见好，于是回到老家沧州，请张锡纯先生治疗。这里，张锡纯先生很是谦虚，自称"愚"。张锡纯先生诊脉之后发现脉特别微细，而且一会儿饮水一会儿小便，该症状短时间内出现很多次。于是，张锡纯先生用玉液汤加野台参治疗。数剂之后就不再觉得渴，但小便次数还是有些多，于是又在前方的基础上加了山萸肉，连服10剂，病就好了。

这里，有几个问题需要说明。

（1）什么是消渴证？

消渴证，在《内经》中称为"消瘅"，"消"指消耗津液而见消瘦；"瘅"指内热。消瘅就是邪热内炽，消灼津液，而见多饮食而消瘦的证候。《圣济总录》中谈到"渴而饮水多，小便中有脂，似麸而甘"。

消渴，分为上、中、下三消：口渴引饮为上消；善食易饥为中消；饮一溲一为下消，统称为消渴。

总之，消渴泛指以多饮、多食、多尿、形体消瘦，或尿有甜味为特征的疾病。简单地说，就是三多一少：三多是指喝得多、吃得多、尿得多，一少是指体重减少。

临床上，有人把中医学的"消渴"和西医学的"糖尿病"对等起来，这是不对的，因为消渴证常指西医学中的糖尿病，但不特指糖尿病，一些疾病按其症状也可归属于消渴证，如甲状腺功能亢进症、尿崩症等。

（2）脉甚微细说明了什么？

脉微，是极细而软，似有似无，多为阳衰危证。阳气衰微，无力鼓动，故见微脉。

脉细，是指下感觉细小，主虚证，也主湿证。

微和细结合在一起，就是阴阳两虚，张锡纯先生在这里还用了一个"甚"字，则说明这位患者阴阳两虚得厉害。

患者之所以会出现这种情况，一是虽然吃得多、喝得多，但尿得多且体重减轻，虽有"吃喝"但吸收消化受阻，气血不能得到补充；二是更医十余人，历经三个月，患者本来就弱，误治之后，患者之病情岂能不更加糟糕。

（3）为什么只有脉而没有谈及舌的情况？

我们看到一些医案，也许连舌脉都没有，比如《临证指南医案》中的好多病案均未记录舌脉，但是，它却是一本临床指导价值极高的中医枕边书。

我们说话的目的是将自己的意思表达出来，让对方能听懂，同样，我们记录病案，只要把信息传达清楚即可。看看张锡纯先生的这个病案，从脉象已经说明了问题，这时的舌象，如果还有其他的信息需要表述，则非写不可，但如果同样给我们展现的是阴阳两虚的舌象，那么，不写也可。临床上记录病案，对于初学者以及绝大多数人来说，我们还是按照规矩来，先写患者一般情况，再写患者病情、症状，最后写舌和脉，需要记录完整病历。

【处方分析】

玉液汤是张锡纯先生的一个自拟方，专门治消渴。方剂组成是：生山药一两，生黄芪五钱，知母六钱，生鸡内金二钱（捣细），葛根钱半，五味子三钱，天花粉三钱。

用张锡纯先生的话来说：消渴之证，多由于元气不升，此方乃升元气以止渴者也。方中以黄芪为主，得葛根能升元气。而又佐以山药、知母、花粉以大滋真阴，使之阳升而阴应，自有云行雨施之妙也。用鸡内金者，因此证中皆含有糖质，用之以助脾胃强健，化饮食中糖质为津液也。用五味者，取其酸收之性，大能封固肾关，不使水饮急于下趋也。

玉液汤针对多吃多喝但小便增多且体重减少之人，很是对证。首先，健脾胃，

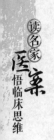

有黄芪、山药和鸡内金；其次，补气以扶正，有黄芪和山药兼之；还有升提以生津，葛根治之；养血滋阴以止渴，有知母、花粉和山药；更有收涩以固小便，五味子疗之。

纵观全方，补、涩、提三法并用，治本的同时更治标，治本以断根，治标以收效快。民间医生，治病用药三五剂药不能见效，求治者可就其少。张锡纯先生，乃民间医之典范也，治病的同时更能治人，不但能抓住就医人之心理以更多治标而快速收效，而且加以治本以防复发。乡里邻居，低头不见抬头见，治标虽然见效快，但是没有加用治本之药，只能是饮鸩止渴，过后复发，更是难堪。

这里有几妙：一是标本兼治，补气血以治本，葛根生津止渴、五味子收涩固小便以治标。二是气少血多，符合人体生理需要。血为气之母，血多于气，气才能有所藏，所以正常补气血的时候，补气药要少，补血药要多，不管是药味多少还是药量多少，总体力量比较之后应该是气少血多。这里张锡纯先生的处方就符合这个规律。三是讲究补泻结合。黄芪、山药、知母、天花粉补气血，而鸡内金消食导滞，增强胃动力以升清降浊，两者结合，补而不滞，故而补的效果出现快。四是补涩同用。打江山难，守江山更难，气血得补，加以收涩作用的五味子，防止流失，打守同行，补气血之力加倍。五是顺畅气机。人体内气的运动方式不外乎升降出入，三多一少消渴之人，出入均多，治疗时收涩以防出，补气血以减少入（因需而入，不需则不入）。葛根升提以使气上行，鸡内金消食导滞以使气下行。升降出入均治，气机顺畅，见效快、疗效好是肯定的。六是重视胃气。更多的名医大家，治病时均重视胃气的养护。张锡纯先生的玉液汤中黄芪、山药和鸡内金均是健脾胃、顾护胃气之品。七是平衡寒热。山药性平、黄芪性微温、知母性寒、鸡内金性平、葛根性平、五味子性温、天花粉微寒，药方之中，药性相抵之后，方性微寒。陈士铎先生在《本草新编》中谈到"大寒之地，草木不生，微寒之地，草木更茂"，微寒之时，人体的气血得以休整，可使人体的功能更好地发挥。正常情况下，人体内的血多气少也是使人体处于"微寒"状态。八是选药精。凡是看过《医学衷中参西录》的人都知道张锡纯先生对药物的研究之深，此处不再赘述。

（1）为什么在玉液汤的基础上加野台参？

台参，就是党参，有补中益气、滋阴止渴的作用，和黄芪配伍，不但能增强补气之功，且可养血生津。看看这位患者，脉甚微细，明显气血不足，阴阳俱虚，此时用人参，力量偏大且偏于燥性而伤阴；用一般的党参，滋阴强但补气之力弱；

而应用野台参，补气和滋阴兼具，疗效更好。

（2）为什么用了玉液汤加野台参之后不渴了但小便仍数？

患者喝得多、吃得多，气血不足，阴阳俱虚，应用玉液汤加野台参之后，气虚得补，故而口渴减轻。但是，小便量多的原因一是气血不固、二是津液布散失常，因为玉液汤加野台参以滋阴为主，补气力弱，且没有使用布散津液的药物，所以，应用之后小便仍数。

（3）最后的处方，加山萸肉的作用是什么？

我们先看看张锡纯先生对山萸肉的论述：味酸性温。大能收敛元气，振作精神，固涩滑脱。因得木气最厚，收涩之中兼具条畅之性，故又通利九窍，流通血脉，治肝虚自汗，肝虚胁疼腰疼，肝虚内风萌动，且敛正气而不敛邪气，与他酸敛之药不同，是以《神农本草经》谓其逐寒湿痹也。其核与肉之性相反，用时务须将核去净，近阅医报有言核味涩，性亦主收敛，服之恒使小便不利，椎破尝之，果有涩味者，其说或可信。山萸肉得木气最厚，酸收之中，大具开通之力，以木性喜条达故也。《神农本草经》谓主寒湿痹，诸家本草多谓其能通利九窍，其性不但补肝，而兼能利通气血可知，若但视为收涩之品，则浅之乎视山萸肉矣。

由于张锡纯先生认为山萸肉收敛之中又有通利之性，所以，应用之后没有"闭门留寇"之弊。

最后，我再补充一点：现在的糖尿病患者，典型的"三多一少"者已经很少了，我们在学习这个病案的时候，更多是看治疗思路及用药谋略，有是证，用是药，严格按照辨证论治的中医思维来治病，正如张锡纯先生说的"消渴证，若其肺体有热，当治以清热润肺之品。若因心火热而烁肺者，更当用清心之药"。

现在我们知道，有降血糖作用的药物很多，常用之品有鬼箭羽、黄连、茯苓、生地、肉桂等，临床遇到高血糖患者，可以有选择性地加入以增强疗效。至于张锡纯先生说的鸡内金"化饮食中糖质为津液也"，这一点，仁者见仁，智者见智。

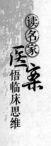

绿芸堂医案

胸 痹

李某，女，26岁。初诊：2007年2月7日。

患者自述胸痛闷已有9年多的时间，是一氧化碳中毒的后遗症，伴有气短、全身困乏无力等不适。经多方治疗后，有所好转，但是遇阴天或到了晚上，还是有胸痛、胸闷、气短等不适。心电图示：莫氏二型房室传导阻滞，心率每分钟只有37次。患者诉医院强烈建议安装心脏起搏器。舌质淡，苔白腻，脉滑紧。

这位患者的病证属于中医"胸痹"的范畴。从舌脉来看，当是寒湿阻滞，体虚有痰。"遇阴天或到了晚上，还是有胸痛、胸闷、气短等不适"更是因寒所致的明证。虽然病程较长，久病多虚，出现了舌质淡的虚证，但是从脉象来看，有滑和紧脉出现，故而，谨遵"急则治其标"的原则，祛痰散寒而解除胸痛闷的主症。

用张仲景《金匮要略》里的瓜蒌薤白白酒汤加桂枝。

处方：全瓜蒌30g，薤白30g，醋半斤，桂枝30g。5剂。水煎服。

二诊：2007年2月12日。

患者自述用药后胸痛闷明显减轻。心电图示：不完全性右束支传导阻滞，心率每分钟58次。舌苔腻好转，脉象还是滑紧但有和缓之势。考虑到"久病多瘀"的情况，上方再加用全当归30g，5剂，水煎服。

三诊：2007年3月1日。

患者自述服药之后，胸部痛闷消失，恰逢外出，遂未及时就诊。今晨做心电图示：窦性心律，不完全性右束支传导阻滞，边缘心电图，心率每分钟60次。

虽然心电图还没有完全正常，但由于患者别无所苦，不愿继续服中药，于是嘱咐其好好锻炼，以增强体质。

四诊：2007年11月28日。

患者怀孕之后，想用中药调理身体，遂来就诊。心电图示：窦性心动过缓，心率每分钟51次。自述期间未服任何治疗心脏病的药物。

【按语】

通过治疗这位患者，我想到以下几点。

（1）用对经方，效如桴鼓。选对了经方，就如选对了开锁的钥匙，患者服药之后，效果很快就会出来。

瓜蒌薤白白酒汤是宣痹通阳的一个方子，原方为：瓜蒌实一枚（捣），薤白半斤，白酒七升。本方主要用来治疗胸痹；症见喘息咳唾，胸背痛，短气等。清代张石顽在《张氏医通》中谈道："瓜蒌性润，专以涤垢腻之痰。薤白臭秽，用以通秽浊之气，同气相求也。白酒熟谷之液，色白，上通于胸中，使佐药力上行极而下耳。"

以前，很多医家对于这里的"白酒"有所争论，有的医家认为是我们现在喝的白酒，有的医家认为是食用醋。我接受后一种说法，且在临床上应用之后，效果很好。

焦树德先生在《用药心得十讲》里面谈到临床处方时须"有方有药"。例如，有的医生开了一张四物汤来调月经，原方中的药物一味也不敢增减。对于月经提前并且血量过多的，不敢减少川芎的用量，或去掉川芎、加入艾炭等；对月经错后甚至两个多月才来一次的，不敢加重川芎，或加入红花等；对血分有虚热的，不敢把熟地黄换为生地黄。还有的医生开八正散，对大黄的用量不敢增减，更不敢去掉，以致患者淋病未愈而又变成了泄泻。甚至有的医生开方连生姜三片、大枣四枚都不敢增减，等等。这样的药方疗效是不会理想的。前人批评这种情况叫作"有方无药"，意思是说虽然找到了前人的有效方剂，但没有根据患者的具体情况加减药物，所以效果不会好。

也有另一种情况，有的医生在开方时不去借鉴前人有效的方剂和组方原则，而是对头痛予川芎、菊花；脚痛予牛膝、木瓜；患者有些眼花，予草决明、石决明；患者还有些消化不良，再予焦三仙；还有点肚子胀，予木香、槟榔……根据症状，给予十味、八味药，药与药之间缺乏有机的联系，没有主药、辅助药的分别，没有药物的配伍变化，没有使药物相辅相成的组织，也没有使它们互纠其偏的配合，未曾辨证立法，缺乏理论上的连贯性，就算作一张处方。这样的处方效果也不会理想。前人批评这样的情况叫作"有药无方"，意思是说只有头痛医头、脚痛医脚的各种药物，没有方剂的组织原则或前人有效方剂的借鉴，疗效也不会好。

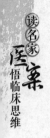

最好是按照辨证、立法的要求，选好一张比较有效的处方，然后根据患者的具体情况，把方中的药味加以分析，如有不符合目前病情要求的，就把它减去；如需要再加入一两味药，就选一二味符合辨证、立法要求，能在这个方剂中起到互相配合、相辅相成、增强治疗效果的作用，且不会影响本方总的治疗要求的药物，加进来以提高疗效。前人的经验认为这种情况叫作"有方有药"，意思是说药方既符合辨证、立法的要求，又有前人有效方剂的借鉴，或是按照方剂组织的原则，根据理、法的要求，组织成了方剂，选用了比较恰当的药物，药与药之间有着有机的联系，这样的药方就会达到满意的效果。

由于这位患者的紧脉明显，表明寒象严重，故而，我在处方里加用了一味温通心阳的桂枝，以增加祛寒之力。

（2）标本缓急需要分清。在临床上，分清标本缓急很是关键。这位患者的病情，主诉"胸痛闷"是由寒痰阻滞所致，虽然病程较长，有"舌淡"的虚证存在，但虚缓实急，我们必须用药快速消除"实邪"，故而，我用了大剂量之品来治疗。

（3）患者配合，治疗彻底为最好。遗憾的是，我将患者的"实邪"基本消除之后，患者没有再服药以"补虚"，使得疾病没有得到完全治愈。

其实，临床上这种情况很多，相当多的人在病情很重的时候，不要说喝苦药，就是在自己身上割肉，只要能让病痛缓解消失，他都愿意。一旦病情缓解，两害相权取其轻，感觉喝药的苦超过自己的不舒服情况时，很多人就选择了"承受不舒服病情"而放弃继续服药，这样一来，使得本来可以完全治愈的疾病留下了后遗症。

这里，我奉劝患者：听医生的话，坚持用药，直至身体完全康复。

胸部发热

刘某，女，47岁。初诊：2008年8月23日。

患者自述胸部发热很长时间，求医无数，时好时坏，总是不能根治。现在的症状是胸部不定时发热，发热时需将胸部紧贴于水泥地面上，且需食用大量冰糕，2个小时后症状才慢慢缓解。不发热的时候和正常人无异。舌质淡，苔白不厚，脉紧稍数。

舍症从脉，根据舌和脉的表现，可以诊断出此热是寒湿阻滞，气机不畅，气郁所致。

处方：制附子30g（先煎），肉桂30g（后下），细辛10g，桂枝30g，薤白30g，生姜30g。3剂。水煎服。

二诊： 2008年8月28日。

患者进门就说"不好意思"。原来患者是"久病成医"，感觉我开的处方中都是大热之品，因惧本身就热，再用热药，恐其更热，不敢应用。后实在难受，且听别人介绍过我的医术，遂在第3天取1剂煎服，没想到只喝了1次，白天发作时就明显感到发热减轻。3剂药服完后，发热现象基本消失。

【按语】

病性，中医上可分为两种，一种是寒，一种是热。《中医诊断学》中谈道：寒证是指一组有寒象的症状和体征；热证是指一组有热象的症状和体征。

《中医诊断学自学指导》中谈道：寒证是感受寒邪或阳虚阴盛，导致机体功能活动衰退所表现的证候；热证是感受热邪或阴虚内热，导致机体功能亢进所表现的证候。

《中医治法与方剂》中谈道：脏腑功能衰退所出现的一类证象，称为寒证；脏腑功能亢进所出现的一类证象，称为热证。

那么，到底什么是寒证、什么是热证呢？

我对后两种说法还是比较认同的，比如《中医诊断学自学指导》中谈道：寒热辨证是辨别疾病性质的一对纲领。由于寒热是阴阳偏盛偏衰的具体表现，所以《景岳全书·传忠录》言"寒热者，阴阳之化也"。故辨别寒热，实际上就是辨别阴阳之盛衰。一般来说，寒证是机体阳气不足或感受寒邪所表现的证候，即"阳虚则寒""阴胜则寒"；热证是机体阳气偏盛或阴液不足不能制阳，虚热内生而出现的证候，即所谓"阳胜则热""阴虚则热"。

临床上，虽然对于热证的一个诊断依据是"喜冷饮""得凉缓解"，但是，这仅仅是症状的诊断，而中医对病情的真实把握，往往需要四诊合参，即把望、闻、问、切得来的信息加以综合，然后进行辨证。

这位患者的病情，单从症状来考虑，应为热证，因为不但有发热的表象，更有胸着凉地、食冷饮可缓解的佐证，但是，从舌和脉象来看，没有一丝的热证诊断依据，结合前医的久治不愈，根据"少数服从多数"的原则，舍症的诊断而从舌脉的诊断，大胆采用温里散寒治法。以附子和肉桂温里，搜寻寒邪；以桂枝和薤白温阳理气，给寒邪以开路；以细辛和生姜散寒，给邪开门。诸药合用，效专力宏，故而，收效甚佳。

乳腺增生

崔某，女，31岁。初诊：2013年3月17日。

患者自述两侧乳房胀痛已有数年，以前是月经前痛，现在是平时也痛，到某医院检查，结果为双侧乳腺增生。服用很多中成药，效果不是很明显。问诊得知月经量少，色深有血块。舌质淡紫，苔白，脉弦滑。

检查发现，双侧乳房外上象限有较多的增生结节，特别是左侧，增生结节黏结成块，大小约3cm×5cm，质地较软，边缘较清楚。

从舌脉的情况来看，胀痛为气滞血瘀所致；月经量少为气血不足所致。

处方：生黄芪30g，全当归30g，陈皮30g，桂枝30g，白芥子30g，益母草30g，路路通10g，王不留行10g，青皮10g，枳壳10g，海藻30g，昆布30g。5剂。水煎服。外贴膏药，3天一换。

二诊：2013年3月22日。

患者乳房胀痛基本消失，左侧的黏结块已经散开变大，质地很软。自述以前有时还会出现腰痛，要求一并治疗，且要去外地，要求多带几剂中药。

处方：前方加肉桂30g（后下），淫羊藿30g。10剂。继续外用膏药贴敷。

三诊：2013年3月31日。

患者自述近日未再出现胀痛，自我检查时已经摸不到黏结的包块。检查发现增生结节明显变小变软，以前左侧的黏结块已经完全散开。于是嘱咐其再用上方7剂，等药服完后不必继续再服，但外用膏药需再贴5次，以继续消散增生结节。

【按语】

乳腺增生，是西医的病名，属于中医"乳癖"的范畴。临床治疗，内外合用，效果更好。由于这位患者既有气血不足的虚证，又有气滞血瘀的实证，故而，用黄芪和当归来补益气血；用青皮、枳壳、益母草和路路通来理气化瘀；乳癖属于痰凝所致，故而再用海藻和昆布来软坚散结。

关于桂枝配白芥子，《燕山医话》中谈道："临证体验，瘀血与痰浊为患，单用活血则瘀难去，若配以化痰之品，方能痰血并除。瘀血指血液停滞壅塞，瘀结体内组织而言，为病理产物，又常和其他病因，如寒邪痰浊等，共伤脏腑、经络而形成复杂之病变。痰浊瘀血用药必须活血化痰并用。如活血药中伍以僵蚕、白芥子之化痰散结、行痰通络，则可增强化瘀之功；又瘀血得寒则凝，遇温则行，因而行血药若与桂枝、白芥子合用，疗效更佳。桂枝辛温，横行肢节，透达营卫，有温通经脉之效。白芥子辛温，功能利气豁痰、消肿散结，用于痰注肢体者有温通祛痰之功。固有能'治皮里膜外之痰'的称誉。实践证明，二药配伍合用，对于痰血瘀阻经络之病因病机，所导致的肢体僵直屈伸不利，尤以症兼凉麻者效果更佳。一般用量为10~15g。"

我在临床上常将两药合用于痰瘀共存的病证，加大剂量，效果不错。

因肉桂有温通血脉的作用，淫羊藿有很好的强壮作用，加用两药之后，不但能消除腰痛，且能增强消除乳腺增生结节之力。

《周信有临床经验辑要》中介绍周信有经验："淫羊藿为补肾扶正之品。凡慢性疾患，须补肾扶正，增强免疫功能，我一般必用淫羊藿。医书记载，淫羊藿辛温偏燥，凡阴虚而相火易动者忌用。根据我的临床体会，淫羊藿之性味，应是甘温而偏平，温而不燥，升中有降，无升阳动火之不良反应，对一切虚证，或虚实夹杂之证，表现阴阳气血两虚，而需补肾培本者，均可选用。近代药理实验表明，淫羊藿还具有降血压、降血脂、降血糖和扩张冠脉治疗心绞痛的作用。可见，对淫羊藿的性味、功能的认识，在传统的基础上，应另有新意和补充。如培元复脉汤、消癥利水汤、益气补血汤等均选用淫羊藿。另我常用淫羊藿配伍黄芪、地龙、降香等治疗冠心病虚实夹杂，表现胸闷、心痛、疲乏、脉结代为特点者，常收桴鼓之效。用药为淫羊藿20g，党参20g，黄芪20g，赤芍20g，丹参20g，延胡索20g，郁金15g，生山楂20g，广地龙20g，瓜蒌9g，桂枝9g，降香6g。"

现在，市面上一般的外用治疗乳腺增生的膏药，很多是有清热解毒作用，也就是说是由寒凉性的药物组成的，而我自制的外用膏药，其药性却是温热的，有很多人问我其中原因，中医之理就是生活之理：乳腺增生结节就如碗上的饭块，病程越长则越硬。假如不用手来洗碗（用手洗就如给乳腺增生做手术），我们怎么能把饭碗快速地洗干净？用温热性的水来冲；加大水量；增加水的流速；加上洗洁精。取象比类，用温热性的水来冲就如用温热性的药物来贴用；加大水量就如把药物的剂量增大；增加水的流速就如用作用峻猛的药物；加上洗洁精就如加上软坚散结之品。这样组成的方剂，我经过临床近20年的验证，效果确实很好。

强直性脊柱炎

王某，男，44岁，公司职员。初诊：2012年7月29日。

主诉：腰背疼痛16年。患者自述16年前的冬天患了一次感冒，用药后，其他

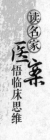

症状都消失了，但是却留有腰背疼痛。由于疼痛不甚，未予重视。到了第二年的冬天，腰背疼痛加重，特别是晚上，平躺时间长了之后疼痛剧烈，所以，一晚上要翻身数次，而且翻身时疼痛更甚。晨起腰背、脖子都有僵硬的感觉。后来，在医院诊断为强直性脊柱炎，使用过很多西药包括激素类药物，才能暂时性地起到止痛作用。刻诊：腰背疼痛，白天轻，晚上重，晴天轻，阴天重；活动后好转，久坐之后加重；身体前倾，直腰挺胸时疼痛加重；伴全身困乏无力；不欲食；小便正常，大便时稀时干；舌质稍红，苔白腻，脉弱。

强直性脊柱炎属于西医病名，它是一种慢性炎性病变，有炎症，就有炎性渗出物，而炎性渗出物属于中医上的痰湿之病；脾为生痰之源，痰湿病变，首责于脾。

从症状上来看，疼痛的机制有三：不通则痛、不松则痛和不营则痛。如为"不营则痛"的虚痛，则痛势绵绵，而今患者疼痛剧烈，所以应诊断为有物堵塞而"不通则痛"的实性疼痛和因寒引起的"不松则痛"。白天轻，晚上重，晴天轻，阴天重，说明有因寒引起的"不松则痛"存在。活动后好转，久坐之后加重，活动后气血的运行速度加快，可以冲击堵塞部位，减缓"不通"程度，故而，病情缓解。从这点也可知患者的疼痛有"不通则痛"的因素存在。身体前倾，直腰挺胸时疼痛加重，体位变化使得"不通"加重，故而，疼痛加重。

伴全身困乏无力，乃气虚的表现。不欲食，脾主思，不欲食为脾虚的表现。小便正常，大便时稀时干，脾主运化，水液布散失常之后则会"大便时稀时干"。舌质稍红，苔白腻，久用激素类药物之后，可使舌质变得红嫩，故而，这里的舌红，不能诊断为热证；苔白腻，说明有寒湿存在。脉弱，说明气虚。

纵观本证，为标实本虚之证，气虚为本，痰湿阻滞为标；病性为寒。因疼痛是由痰湿阻滞引起，急则治其标，故而，先以化痰除湿为主，健脾益气为辅；久病必有瘀，处方时再加用适量的活血化瘀药。

处方：茯苓30g，山药30g，生白术30g，陈皮10g，当归10g，狗脊30g，木瓜15g，骨碎补10g，威灵仙30g，滑石10g，桂枝30g，白芥子30g。7剂。

同时，嘱咐患者把凉水放在冰箱里，冻成冰块后，取出放碗里，等冰块融化后，让家人用手蘸这个水来搓擦后背的脊柱及两边肌肉部位，等局部皮肤发热后再搓10~30分钟，1天2~3次。

二诊：2012年8月5日。

患者自述服药后大便质稀，次数较多，疼痛稍有缓解。检查时发现苔腻好转，但脉仍弱。前方去滑石，加细辛3g。7剂。

三诊： 2012 年 8 月 12 日。

患者自述前天变天后疼痛加重。诊脉时发现有紧脉出现。

处方：制附子 6g（先煎），麻黄 3g，细辛 3g，淫羊藿 10g，白芷 30g，生白术 30g，茯苓 30g，山药 30g，陈皮 10g，桂枝 30g，白芥子 30g，当归 30g。7 剂。

同时嘱咐患者从现在开始将冰水换成温开水来搓擦疼痛部位。

四诊： 2012 年 8 月 20 日。

患者自述疼痛明显减轻。变制附子的量为 15g，麻黄的量为 5g，细辛的量为 6g，淫羊藿的量为 30g，其余药味及量不变。7 剂。

五诊： 2012 年 8 月 26 日。

患者自述直腰挺胸时还稍有疼痛。变制附子的量为 30g，麻黄的量为 10g，细辛的量为 10g，其余药味及量不变。7 剂。

六诊： 2012 年 9 月 2 日。

患者自述疼痛基本消失。嘱患者继用前方隔日 1 剂，再用 1 个月。

【按语】

强直性脊柱炎是一种难治性疾病，坚持用药是关键。刚开始治疗的时候，要么先补益，要么慢慢地用药物温热机体，绝不能直接就用大热之品，这就如同给刚从冰箱里面取出的东西化冻一样，要用凉水或温水，千万不能用开水，所以，张仲景言"病痰饮者，当以温药和之"。开始用冰水搓擦，同气相求，搓热之后，痰湿得化；治疗一段时间，换以温开水搓擦，"化冻"更快。辅助内服汤药，取效尤捷。

治疗此证，不能闭门留寇，而是要给痰湿以出路，应用滑石和大量的生白术之后，小便的次数和量不见增多，而大便变稀。

桂枝配白芥子，治疗痰瘀互结之证效果不错，不过，剂量要大。

淫羊藿能提高患者的免疫功能，量大生用，补阳燥湿，治疗强直性脊柱炎这种慢性疾病，扶正祛邪，一药两用，甚是适合。

中药治病，讲究阴阳结合、气血结合、动静结合、补泻结合，久用之方，更需注意。由于现在的药物更多为人工种植，且患者久用其他中西药物，有一定的抗药性，故而，处方剂量有所增加。

治疗此病，症状消失之后，还需继用一段时间，这是巩固疗效、防止复发的关键。

面部红疹

张某，女，25岁。初诊：2012年11月1日。

患者面部布满红色丘疹，不痛不痒，已经持续数年，旧的还没有完全消失，又有新发红疹。别无所苦。舌质淡，尖稍红，苔白厚，脉滑紧。诊为痰湿阻滞，上热下寒。

处方：蒲公英30g，黄芩30g，白芷30g，川楝子10g，肉桂30g（后下），吴茱萸10g，生黄芪30g，桂枝30g，滑石30g。7剂。水煎服。日1剂。

二诊：11月10日。

患者面部红疹明显变淡，上方去川楝子，继用7剂。

三诊：11月19日。

患者面部红疹的颜色变得很淡，也没有新发皮疹。嘱咐其用金匮肾气丸巩固疗效。

【按语】

临床上，此类患者甚多，好多人一看到红色丘疹，就直接诊断为热证，用大量的清热解毒药物治疗之后，有所好转，甚至有的会完全消失，但是，过不了多久，复发得更厉害，原因在于没有"治病求本"。

中医认为的火热之证，一般来说有三种，一种是实火，一种是虚火，一种是郁火。

实火证，是指由外感火热邪气而引起的病证；症见高热、目赤、渴喜冷饮、烦躁、大便秘结、小便黄、舌红苔黄干或起芒刺、脉数实，甚或吐血、鼻出血等。

虚火证，通常是指由于体内阴液不足，阴不制阳而引起的病证；症见全身潮热、夜晚盗汗、形体消瘦、口燥咽干、五心烦热、躁动不安、舌红无苔、脉细数等。

郁火证，是指因实邪阻滞日久，气机不畅，郁结之后，"气有余便是火"所出现的病证；症见易怒、舌尖红、脉弦数等。

其实，临床上还有一种火热病证，它的根本发病原因是下焦寒凉。中医认为，心火位于上，肾水藏于下，肾水上升，吸引心火下降，水火既济，则人体平安无事。如果下焦寒凉，"肾水中一部分结冰"，上升之水量自然减少；由于上达之水量减少，导致吸引下行之火量亦相应减少，这样，相对多余之火则上升，达于口则出现口疮，达于面则出现红疹，达于头则出现头晕。

此例患者的病情就属于这种情况：舌质淡，属于虚证；尖稍红，属于火热之证；苔白厚，脉滑紧则是寒湿所致。故而治疗时须温里散寒祛湿以治本，清热降火以治标。

蒲公英和黄芩清上焦之热；肉桂和吴茱萸温下焦之寒；川楝子质地沉重，理气降火；桂枝、白芷和滑石给寒湿以出路，标本同治，且给邪以出路，故而见效较快。

二诊时由于疹色变淡，为了防止矫枉过正，故而去掉了苦寒的川楝子。

三诊时，由于病情明显好转，故而，用金匮肾气丸来温阳补肾，以巩固疗效。

生活当中，很多人会出现顽固性的口疮，只要见到患者的舌苔不黄，就可以应用中成药金匮肾气丸或是一味肉桂泡水喝来治疗。这里，引用一下《中医师秘藏的小验方》中的内容：有一次到河北沧州开会，遇见一位患者，口疮反复发作，问我怎么治疗，当时很忙，只看了一下舌头，舌苔是白的，就说"你每天用5g肉桂泡水代茶喝，试试看"，也没有多说其他的。半年过后，这位患者打来电话说："自从上次你说用肉桂治疗口疮以后，我喝了半个多月，口疮就好了，但又怕反复，就继续喝了半个多月，直到现在，口疮没有复发，今天打电话的目的一方面是表示感谢，一方面是问你别人的口疮用这个药治疗可以吗？""你看患者的舌头，只要舌苔不是黄的，就可以用这个办法来治疗。"

我们在临床上经常能见到口疮反复发作，患者很是痛苦。记得当年实习的时候，遇到口疮患者，带教老师只看舌象，舌红苔黄的，就用黄连上清丸；舌不红苔不黄的，老师就让患者用肉桂泡水喝。毕业后，不管是在门诊还是在住院部，只要见到口疮的患者，均用这个办法来治疗，效果确实不错。

腹　泻

柏某，男，49岁。初诊：2012年5月24日。

患者自述腹泻十余年，每日五六次，痛则泻，怕凉，伴有胃痛，纳差。大便无不消化食物及脓血。舌质淡红，苔白不厚，脉滑，重按则实。

腹泻的原因是脾虚，因脾主运化，布散津液，当脾虚之后，津液的布散失常，该少的地方津液增多，该多的地方津液减少。肠道应该是津液少的地方，现在出现腹泻，说明这里的津液增多。痛则泻，说明人体在自我调节作用下把实邪向

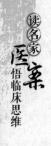
外排。怕凉，说明有寒邪存在。舌质淡主虚，舌质红主火，苔白主寒，脉滑主痰湿，重按则实，表明有实邪存在。

脾虚不运，可出现积食、痰湿。"痛则泻"加"重按则实"，说明肠道有实邪。实邪，中医上分为四种：气滞、血瘀、痰湿水饮和积滞。积滞，也分为四种：上面的积食，中间的结石和积虫，下面的肠滞。此患者年龄为49岁，虫积肠道的情况不大可能存在；如果是单一的痰湿水饮滞于肠道，则会出现舌苔增厚的表现，且会一直蹲于厕所而不起；现在的舌苔是白而不厚，则说明肠道中有肠滞的实邪存在。

舌质红，为实邪阻滞之后，气郁不运，滞而化火所致。

中焦之病，中间为痰湿，左边为死血，右边为积食。胃的部位在中间，结合"重按则实"的脉象，可以诊断出是痰湿阻滞所致。

纵观表象，可以诊断出此病的根本原因有二：一是脾虚不运，津液布散失常；二是肠滞。病性为寒热错杂。

处方：陈皮30g，制半夏30g，茯苓30g，厚朴30g，槟榔30g，枳实10g，赭石60g（先煎），神曲30g，艾叶10g，花椒10g，白芥子30g，山药30g，细辛10g。7剂。水煎服。另用大蒜置于肠内。

二诊：2012年6月1日。

患者自述服药第一日，大便次数增多，因听我说会有这种情况出现，故而也就没有害怕，继续服药，3日之后，大便次数明显减少，每日2~3次，昨日大便1次，今日还未解大便。

处方：陈皮30g，制半夏30g，茯苓30g，炙甘草10g，炙黄芪30g，葛根30g，山药30g，补骨脂30g，艾叶10g。7剂。水煎服。

【按语】

《丹溪心法》中记载有"白术芍药散"，又名"痛泻要方"，专门治疗"泻必腹痛，痛泻不止"。其药物组成为：白术90g，白芍60g，陈皮45g，防风30g。其用法是：可做散剂，或丸剂，或汤剂，久泻加升麻18g，用量按原方比例酌减。它的功用是泻肝健脾。它的运用指征是：脾虚肝旺，肝脾不和导致的"肠鸣腹痛，大便泄泻，泻必腹痛，舌苔薄白，脉弦"。本例病证虽然也出现了腹痛，但是是痛则泻，泻完痛减，故而，不能用这个"痛泻要方"来治疗。

治疗此例患者，注意到"重按则实"的脉象，放弃"久病多虚"的思维定式是治疗的关键。处方以二陈汤去甘草加白芥子来消除痰湿；以厚朴、槟榔、枳实、赭石来下气，消除肠滞；以艾叶、花椒、细辛来温里散寒止痛；以山药来健脾止泻；配用神曲以防赭石对胃造成伤害。标本兼治，故而，取效迅速。实邪消除，郁结之火自然也就消失，故而，方中没有刻意地用散火之品。

二诊时由于腹泻基本治愈，故而，以补益为主，以扶人体之正。

热结旁流，我们都知道，这则病例则属于寒结旁流。

用大蒜置于肠道，是我的一个经验方，用于治疗急慢性腹泻。使用方法：剥两瓣大蒜，将蒜的两头用手抠掉，然后用套着薄塑料袋的手将大蒜塞入肛门中。每日2~5次。

注意事项：①塞放得越深越好；②每次腹泻时，大蒜会随之而出，等大便结束后，需继续塞放大蒜；③肠道出现溃疡、出血时禁用；④不分疗程，以愈为度。

鼻　炎

秦某，男，49岁。初诊：2012年10月15日。

患者自述患有鼻炎数年，鼻腔干燥，晚上睡觉时胸部胀闷似有物堵，很多次都是睡着后被憋醒。自我感觉鼻涕倒流，咽喉部位有痰。舌质淡，苔白，脉滑紧。

鼻腔干燥，直接原因是脾虚之后，运化不力，津液布散失常。晚上睡觉的堵闷感应该是鼻涕倒流后形成的痰液阻滞气道所致。

从舌脉来看，此病是寒痰阻滞，阳气不足所致。

纵观本病，是因寒致痰，痰湿阻滞，使得脾的功能相对下降所致。

处方：制附子30g（先煎），麻黄10g，细辛10g，白芷30g，苍耳子30g，辛夷30g（包），生姜30g，当归30g，川芎30g，石菖蒲30g，皂角10g，桂枝30g，白芥子30g。7剂。水煎服。

外用香油和自己的唾液，等量混合后，用棉签蘸上适量外涂鼻腔。

二诊：2012年10月23日。

患者自述这7日里只憋醒了一次，鼻腔干燥的情况明显好转。

处方：上方去辛夷、川芎，加肉桂30g（后下）、生黄芪30g，7剂。

三诊：2012年10月31日。

患者自述鼻腔已经没有干燥的感觉，鼻涕倒流的感觉也明显减轻。

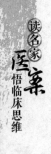

处方：上方去苍耳子，继用7剂，以巩固疗效。

【按语】

鼻炎，是西医学的病名。中医治病，讲究的是辨证，根据症状、舌、脉等表象来进行诊断。治疗这个病证，以麻黄附子细辛汤加桂枝、生姜来温里散寒；以白芷、苍耳子和辛夷来宣通鼻窍；石菖蒲、皂角、白芥子来除湿祛痰；久病入络，加用当归和川芎以活血通络。标本同治，剂量较大，收效也较快。

二诊时由于鼻腔的情况明显好转，故而，去掉了宣通鼻窍的辛夷和有点燥的川芎，增加了肉桂和黄芪以通血脉、补阳气。

三诊时随着病情的继续缓解，去掉了有宣通之力的苍耳子，留有他药巩固疗效。

我的经验是如果想要治疗鼻炎的效果好，可以把苍耳子、辛夷、白芷三药同时应用以治标，且剂量要大。

外用香油和自己的唾液来涂抹局部，是我的经验方，此方已经在《中医师秘藏的小验方》中谈得很清楚，这里不再赘述。

咽 痛

这是我的一篇诊务日记，感觉这个病例能对临床有所帮助，故而摘录了过来。

2012年11月5日

昨日来了一位患者，30多岁，男，自诉咽痛，夏天不甚疼痛，可冬天痛得厉害。看舌象：舌质稍红，苔白稍厚。知其为寒包火。

嘱其喝点生姜汤，疼痛就会好转，可患者诉其用点山豆根泡水喝，疼痛也会减轻，这是怎么回事？

虽然两个治法看似矛盾，但是，却都有治疗效果，原因就是治疗的角度不同，标本不同。

舌质稍红，说明体内本身就有火，夏天，天气炎热，外界的温度较高，皮肤腠理打开，体内的火随时可以外出，故而，人没有什么大的不舒服；冬天，天气寒冷，皮肤腠理收缩，体内的火散发不出去则会对人体造成伤害，这时，不舒服的症状就出来了。现在，咽痛明显是由火引起的，故而，用山豆根泡水喝直接去火，症状缓解；用生姜泡水喝之后，皮肤腠理打开，火热之邪得以从皮肤消散，这样，咽痛的症状也会得到缓解。

今日患者电话告知，生姜水很有效，即使用来漱口，也能缓解疼痛。

【按语】

有人责难中医说"中医医生开方，十人十方"，没有什么标准，这里，我摘录《其实中医很简单》中的一段话来说明这个问题。

单就瘀血所致的头晕来说：先说治法，直接滋补，对于瘀血轻症导致的头晕有效；化瘀治疗是很好的治疗大法；理气法也可，因为气行血亦行；补气法也可用，气足之后，运行更速，血瘀得通；化痰祛湿法也可用，有瘀必有痰湿，祛痰利湿，畅通气机，气机畅通，血瘀得除；等等。不同的医生会选择不同的治法，或选择多种治法的合用，这是处方不同的原因。

再说药物组成：在治疗大法一样的前提下，由于医生衡量患者的体质和瘀血的严重程度不一样，故而，用药上也不一样。中药的活血药物很多，作用强弱不同，结合自己用药的习惯会选择不同的药物。

最后，谈谈药物的用量：即使治疗大法相同，用药也相同，但由于对药物的认识程度不同，药物的产地、质量、炮制程度等不一样，故而，药量也有所差别。

这里还没有谈到诊断错误的医生。

所以，十个医生看同一个患者会开十个药方，不足为奇。对中医治病而言，只要在原则之内用药，都可以，没有对错，只有高明与否。

口　臭

刘某，男，36岁。初诊：2013年3月23日。

患者自述口臭已有很长时间，有时饭后胃部不适，大便正常。舌质稍红，苔白稍厚，脉滑稍数。诊为积食所致。

处方：赭石60g（先煎），神曲30g，槟榔30g，厚朴30g，鸡内金10g，白芥子30g。3剂。水煎服。

二诊：2013年3月26日。

问诊时已经闻不到口臭了，患者诉刚开始服药之后大便数次，但无腹痛。近两日饭后未出现胃部不适。嘱其再服两三天槟榔四消丸。

【按语】

见到口臭一症，很多人都会诊断为由火所致，其实这是不对的。清代的郑寿全

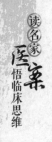

在《医法圆通》中谈道：按口臭一证，有胃火旺极而致者，有阴盛而真精之气发泄者。因胃火旺而致者，其人必烦躁恶热，饮冷不休，或舌苔芒刺，干黄、干黑、干白等色，气粗汗出，声音响亮，二便不利，法宜专清胃火，如人参白虎、大小承气、三黄石膏汤之类。因精气发泄而致者，由其人五脏六腑元阳已耗将尽，满身纯阴，逼出先天立命一点精气，势已离根欲脱，法在不救。口虽极臭，无一毫火象可凭，舌色虽黄，定多滑润，间有干黄、干黑，无一分津液于上，而人并不思茶水，困倦无神，二便自利，其人安静，间有渴者，只是喜饮热极沸汤。以上等形，俱属纯阴，若凭口臭一端，而即谓之火，鲜不为害。予曾治过数人，虽见口臭，而纯阴毕露，即以大剂白通、四逆、回阳等方治之。一二剂后，口臭全无，精神渐增，便可许其自愈。

《其实中医很简单》中谈道：饮食物由口进入后，在胃中受盛，如果下行不畅，存留过久而发腐，其气上达于口，则形成口臭。由于口臭的根本原因是饮食物的下行不畅，所以，不能在临床上见到口臭的患者就直接诊断为热证。如果口臭兼口渴、饮冷、大便干燥、牙龈肿痛、舌红脉数等，当属热证；如果见口臭，但并不思茶水，间有渴者，只是喜饮热汤，其人困倦无神，二便自利，当诊断为寒证，用白通、四逆等方治之。

当然，如果单一地想要消除口臭，则只需要用消食导滞之品即可，如我在这个病例中的处方用药就是以赭石、槟榔和厚朴来导滞，以神曲和鸡内金来消食，加用白芥子是遵"中焦之病，中间为痰湿，左边为死血，右边为积食"的师训以消痰。胃中之物下行，口臭自然消失。二诊中用中成药槟榔四消丸消食导滞以巩固疗效。

宫颈癌术后

吴某，女，64岁。初诊：2022年8月5日。

主诉：宫颈癌术后1个月余，腹胀12天。

现病史：患者1个月余前因阴道流血在医院经宫颈活检诊断为"子宫颈中分化鳞状细胞癌"，于2022年6月21日行子宫切除及淋巴清扫术。后行化疗，期间左腿开始出现肿胀，彩超显示"囊肿、静脉血栓形成"，又进行手术取栓及抽水治疗、磷霉素静脉滴注治疗，12天前出现腹胀，住院治疗效果不佳，患者要求出院并寻求中医治疗，遂来我院（绿芸堂）就诊。

现症见：腹胀，嗝气，双下肢麻木，双手大拇指、食指麻木；纳差，睡眠可，便秘，大便3~4天1次，小便正常。舌质淡，苔后黄厚，脉紧稍弱。

处方：黄芪300g，当归30g，蜈蚣2条，全蝎5g，丹参30g，白芍90g，地黄60g，赭石90g（先煎），六神曲30g，厚朴30g，槟榔30g，莱菔子30g，鸡血藤60g，独活30g，木瓜30g，肉桂30g（后下），黑顺片30g（先煎）。

3剂，水煎服。后略有加减。

2022年8月15日出院时：中医予以穴位贴敷、结肠水疗、温阳贴、耳针、督灸、普通针刺、芒针、艾灸、中药封包、中药硬膏热贴敷等理疗项目及中药汤剂治疗后，病情明显好转，腹胀明显减轻，嗝气未发作，双下肢麻木明显改善，双手大拇指、食指麻木减轻；纳差好转，睡眠可，二便正常。

【按语】

好多人谈癌色变。遇到肿瘤，在治疗上往往"矫枉过正"，生怕治疗不彻底。偏偏这个"生怕"害了自己。中医治病讲究"中病即止"，同时还要看"正气强弱"。如果正气不足，还一味地应用祛邪法，则"邪去正亦亡"。

中医是以人为本的医学，所有的治疗都是为了人能够更好地生活。遇到癌症患者，我的治疗思路是先补气血以扶正气，先让人活着，然后再根据辨证以祛邪，进而提高患者的生存质量。

癌症如同人的缺点一样，只要这个缺点不影响别人，不影响自己，不影响社会，那么就可以让这个缺点存在。肿瘤，只要不影响人的生活，完全可以人瘤共存。

当然，"邪之所凑，其气必虚"，发现肿瘤存在后，积极正确地采用补益法治疗是必要的；如果肿瘤的存在已经导致身体不适，那么祛邪法的应用也是必需的。

肺癌转移

患者王某，男，84岁，主因"全身无力7个月，加重3天"由门诊于2022年10月06日以"恶性肿瘤中医治疗"收入院。

病例特点：

（1）患者7个月前因劳累导致全身无力，2022年8月因咳嗽在医院诊断为肺癌，住院输液治疗，3天前因生气导致全身无力加重，今日来我院求诊。现症见：全身无力，走路不稳，头昏沉，手发抖，左手活动不灵活，心慌，疲劳，烦躁；

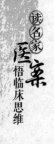

纳眠差，大便1~2天1次，小便正常。舌质稍暗，尖红，苔稍黄，脉弦紧稍数。既往高血压史5年。

（2）CT：考虑左肺上叶下舌段肺癌并双肺转移，病灶较前增大；双侧胸腔积液；冠状动脉硬化。MRI：考虑右顶叶转移瘤；双侧放射冠区缺血灶。

处方：黄芪150g，当归节30g，地黄30g，白芍60g，丹参30g，川芎30g，白芷30g，蜈蚣2条，全蝎5g，僵蚕10g，木瓜30g，瓜蒌30g，肉桂30g（后下）。

3剂，水煎服。后略有加减。

2022年10月15日出院时：中医予以中药封包、中药硬膏热敷贴、普通针刺、芒针、温阳贴、穴位贴敷、艾灸、耳针、督灸等理疗项目及中药汤剂治疗后，病情明显好转，全身无力明显改善，走路较稳，头昏沉明显减轻，手发抖改善，心慌未发作，疲劳减轻，烦躁改善；纳眠差改善，大便正常。

【按语】

对于重大疾病的患者，尤其是肿瘤患者来说，要想取得好的疗效，诊断准确是前提，用药精当是关键。

曾经一位同道朋友问我说：别的医生治疗肿瘤，都会使用很多抗肿瘤药物，而你的治疗，却基本没有抗肿瘤药物，但还能一直有佳效，原因是什么？

我说：中医治病是在辨证的基础上进行组方用药的，凡是单看西医化验单和检查结果，没有进行中医辨证就开中药的，基本是不靠谱的。中医的辨证论治是特色，丢了中医的辨证论治，就等于丢掉了中医的魂。肿瘤，为西医病名，中医病名为积聚、癥瘕等，这个时候，严格按照中医的特点来治疗，只要辨证准确，用药精确，一般都会有良好的效果，而这个效果是建立在患者患有肿瘤之后精神状态及心态好的基础上的。

当然，大剂量应用黄芪治疗肿瘤也是我的一个用药特点。